中医药科普知识丛书

中医谈肛肠保健

湖南省中医药管理局　组织编写

主　编　王真权

副主编　李克亚　曾娟妮　潘　燎　罗雯鹏

贺荔枝　陆文洪

科学技术文献出版社

SCIENTIFIC AND TECHNICAL DOCUMENTATION PRESS

·北京·

图书在版编目（CIP）数据

中医谈肛肠保健 / 王真权主编；湖南省中医药管理局组织编写. —北京：科学技术文献出版社，2021. 12

（中医药科普知识丛书）

ISBN 978-7-5189-8559-3

Ⅰ. ①中… Ⅱ. ①王… ②湖… Ⅲ. ①肛门疾病—中医治疗法 ②直肠疾病—中医治疗法 Ⅳ. ① R266

中国版本图书馆 CIP 数据核字（2021）第 227668 号

中医谈肛肠保健

策划编辑：张宪安 薛士滨 责任编辑：吕海茹 张雪峰 责任校对：张吲哚 责任出版：张志平

出 版 者 科学技术文献出版社
地 址 北京市复兴路15号 邮编 100038
编 务 部 （010）58882938，58882087（传真）
发 行 部 （010）58882868，58882870（传真）
邮 购 部 （010）58882873
官方网址 www.stdp.com.cn
发 行 者 科学技术文献出版社发行 全国各地新华书店经销
印 刷 者 长沙鸿发印务实业有限公司
版 次 2021 年 12 月第 1 版 2021 年 12 月第 1 次印刷
开 本 850 × 1168 1/32
字 数 110千
印 张 6.375
书 号 ISBN 978-7-5189-8559-3
定 价 48.00元

《中医药科普知识丛书》编委会名单

中医药科普知识丛书

《中医谈肛肠保健》作者名单

主　编　王真权

副主编　李克亚　曾娟妮　潘　燎　罗雯鹏　贺荔枝
陆文洪

作　者（按姓氏笔画排序）

王真权　王晓燕　吕　睿　刘　莹　孙　珂
李心甜　李克亚　杨　童　杨宇航　杨珊莹
肖　戈　肖　佑　肖　超　吴俪珧　陆文洪
陈　波　陈嘉祺　罗雯鹏　周佳敏　赵建政
钟丽娅　洪　译　姚　佳　贺荔枝　袁　利
钱文武　殷斯坦　黄　俊　韩涛涛　曾　靓
曾娟妮　潘　燎

序　言

中医药是我国人民在长期的生产、生活实践中与疾病做斗争所积累起来的经验总结，既是防病治病的医学科学，更是我国宝贵的文化遗产。中医药学是中华文明的一个瑰宝，凝聚着中国人民和中华民族的博大智慧。沧桑几千年，从古至今，中医学形成了独特的生命观、自然观、健康观、疾病观、治疗观，包含着中华民族几千年的健康养生理念及其实践经验，不但护佑着中华民族繁衍生息，而且在当今时代焕发出越来越旺盛的生命力。

中医药根植于中国传统文化的沃土，通过历代医家们的不断观察总结，创新发展，形成了我国独特的卫生资源和原创的医学科学，既在疾病诊疗上疗效显著，又在养生保健方面经验丰富。如中医学四大经典著作之首的《黄帝内经》一书中提出的“法于阴阳，和于术数，食饮有节，起居有常”仍是我们今天强身健体、延年益寿的基本原则。中医倡导的“治未病”理论和方法，更是在疾病预防方面具有重大指导意义和实用价值，能在实施健康中国战略中发挥重要作用。

当今社会，健康问题已经成为世界各国关注的热点、重点。以习近平同志为核心的党中央高度重视维护人民健康，党的十九大将“实施健康中国战略”提升到国家整体战略层面统筹谋划。中国特色社会主义新时代社会主要矛盾已经转化为人民日益增长的美好生活需要和不平衡不充分的发展之间的矛盾，人民对美好生活的需要就包含对健康生活的需要，没有健康就没有美好生活，健康乃人民幸福之源和根基所在！然而目前我国慢性病高发、新发、再发，传染病时有流行，伤害发生率仍维持在较高水平。民众对健康知识普及率偏低，不健康的生活方式仍较常见。因此健康教育变得格外重要，健康科普势在必行。

中医药来源于民间、民众，深受群众的欢迎和喜爱，向大众传播中医药健康理念和知识，有助于引导群众树立正确的健康观，养成良好的生活方式，从而远离疾病、强身健体，提高生活品质和生命质量。有鉴于此，我局特组织湖南中医药大学第一附属医院、湖南中医药大学第二附属医院、湖南省中医研究院附属医院、湖南中医药高等专科学校附属第一医院、湖南省人民医院等知名中医专家精心编写了这套中医药科普知识丛书，全书作者以自己深厚的专业素养，深入浅出、通俗易懂地阐述了怎样爱眼护眼、养肝护肝、养肤护肤、养心护心、养肺护肺、养骨柔筋，怎样简效急救，如何预防癌症等。全书融科学性、权威性、实用性、通俗性和可读性于一体，看得懂、学得会、用得上，是家庭和个人增强健康意识，加强自我保健的良师益友。

健康出幸福，疾病生痛苦！养生保健、强身健体、科学防病，重在实践，贵在坚持。世上本无长生药，人间自有延年方！希望这套中医药科普知识丛书，能为广大人民群众的身心健康、幸福生活尽绵薄之力。

湖南省中医药管理局局长 郭子华

于长沙

前 言

肛肠疾病，是人类特有的常见病、多发病，发病率在60% 左右。其中，痔疮占所有肛肠疾病的比例高达 87.2%，故有“十人九痔”的说法。

因发病部位很隐私，很多肛肠疾病患者讳疾忌医，从而延误治疗时机，影响正常的工作与生活，严重的还会使病情恶化，危及生命。

在长期的医疗实践与科普宣传中，我们发现，人们普遍缺乏关于肛肠疾病的正确防治观念和方法，社会上也没有一本真正适用于老百姓的肛肠疾病防治读物。

而事实上，在这一方面，中医有着数千年的传统经验，和一些简便有效的措施，相较于西医肛肠外科有明显的优势，完全可以“走进寻常百姓家”。

东风何在?

2020 年 10 月，湖南省发布《关于促进中医药传承创新发展的实施意见》指出，“为促进湖湘中医药传承创新发展，加快中医药强省建设，必须彰显中医药在疾病防治中的优势。要加强中医优势专科建设，实施中医治未病健康工程”。

2021 年 8 月，湖南省发布《健康湖南“十四五”建设规划》，明确要求“创作一批中医药文化精品，开展中医药科普教育活动”。

于是，在湖南省中医药管理局的策划与主持下，湖南省中医院欣然领命，积极组织编写，使这本《中医谈肛肠保健》得以问世。

湖南省中医院素有“湖湘中医发祥地”“医圣坐堂旧址”之称，肛肠科更是国家中医药管理局重点专科，也是湖南省肛肠疾病防治研究中心，早期已编写多版国家统编规划教材《中医肛肠病学》，开发了各类视听精品课程，适用于中医肛肠学本科及研究生教育。

如今，这本《中医谈肛肠保健》则面向大众，以问题为导向，采用通俗的答疑方式，尽量规避专业术语，全面阐述肛肠疾病防治的各类误区和调护办法，体现了未病先防、既病防变、病愈防复的“治未病”内涵，深入浅出，切合实用，是一本权威的、能让老百姓看懂的肛肠保健读物。

感谢所有编者的共同努力和辛勤付出，诚望读者和同行专家多提宝贵意见，以便日后修正。

湖南中医药大学第二附属医院、湖南省中医院 党委书记　杨声辉

湖南中医药大学第二附属医院、湖南省中医院 院长　李木清

目录

第一章　中医眼中的肛肠疾病

第二章　肛肠疾病的常见症状

第三章　混合痔的防治

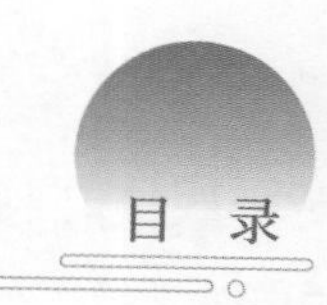

第四章 肛瘘、肛周脓肿与肛裂

第五章 便秘的防治

第六章 脱肛、肛门失禁与肛门息肉

第七章 肠癌的防治

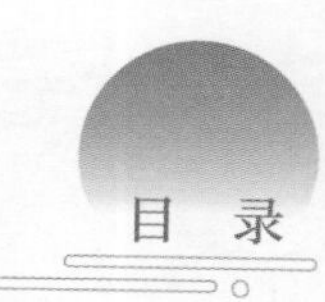

第八章　肠炎的防治

第九章　肛周皮肤性病与大肠肛门其他疾病

第一章
中医眼中的肛肠疾病

第一节 身体出现哪些信号时，建议去看肛肠科?

肛肠疾病是临床中患病率较高的疾病之一，也是最容易被忽视的疾病之一。最新的研究表明，肛门直肠疾病的发病率高达 59.1%，而实际生活中由于其发病部位的特殊性和初起时症状不明显，很多患者总是错过了最佳的治疗时机，直到发展成便血量多、肿物脱出、肛周脓肿或瘘管形成、甚至直肠癌时，患者才来医院就诊，此时患者不仅痛苦大、花钱多，还失去了最佳治疗机会。那么，当身体出现一些什么信号时，应该去看肛肠科?

一、便血

在肛肠疾病的便血中，若大便和血分开而且血色鲜红，那么病变多在肛管直肠部，如内痔、肛裂等。若是痔疮引起的便血，中医学认为多与风、湿、瘀及气虚有关，脏腑本虚，风燥湿热下迫，瘀阻魄门，导致脏腑功能失调而致。若是肛裂引起的便血，中医学认为多是由血热肠燥或阴虚津亏导致大便秘结，排便用力，引起肛门皮肤裂伤而致，往往肛肠科医生检查时会发现肛门处有裂口。不论痔疮或者肛裂，早期都可采用保守治疗，比如口服裸花紫珠片（图 1–1）来止血、收敛、抗菌、消炎以达到缓解症状的目的，或通过中药熏洗坐浴、外用硼贝九华膏等来改善症状，严重者则须手术治疗。

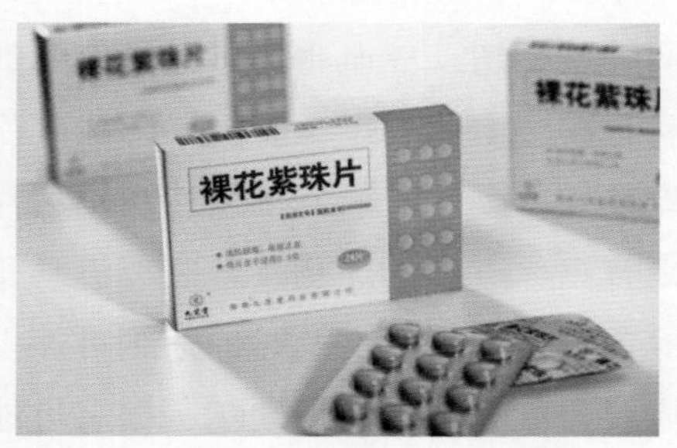

图 1–1　裸花紫珠片

二、脱出

肛门出现异物可见于多种情况，最常见的情况多为痔疮，痔疮有内痔、外痔、混合痔之分，中医统称为“痔”。痔的发生多与风、湿、瘀及气虚有关，加之脏腑本虚，风燥湿热下迫，瘀阻魄门，瘀血浊气结滞不散，筋脉横解，导致脏腑功能失调而成痔。具体的病因包括外感六淫、情志内伤、劳倦过度、饮食不节、久咳、久坐久立、负重远行、长期便秘、泻痢日久、妇女妊娠等；此外还有悬珠痔、脱肛、肛门瘰疣等情况也可表现为肛门肿物脱出。

三、肛门周围肿痛或出现硬结

肛门周围肿痛，多为肛周脓肿，中医称“肛痈”，本病的发生与气血的关系密切，气血壅滞不通是肛痈的基本病机，该病多数发病急骤，主要表现为肛门局部或肛门周围出现红肿，触碰后痛甚或持续性胀痛，排便或活动后疼痛加剧，若有脓液生成则有鸡啄一样的痛感，触之有波动感，同时或伴有恶寒发热等全身症状，若不及时治疗则可能引起高热、休克等严重病症。若肛门周围出现硬结，很有可能为肛瘘，中医称“肛漏”，认为本病多为肛痈溃后久不收口，湿热余毒未尽；或痨虫内侵，肺、脾、肾三脏亏损；或因肛裂损伤日久染毒而成。

四、肛门瘙痒

肛门周围瘙痒主要以肛周皮肤湿疹与肛门瘙痒症为主。两者都主要表现为肛周皮肤瘙痒剧烈，不同的是，肛周皮肤湿疹中医称“肛门湿疡”，多与湿热下注或血虚风燥有关，表现为局部凸起的小疱疹，常因搔抓后渗出形成糜烂，而肛门瘙痒症中医称“肛痒风”，多与外感风邪有关，也可由血虚生风、六淫外袭、湿热下注引起，主要表现为因搔抓引起的干性抓痕。

五、肛门坠胀

肛门坠胀，轻者局部胀满、下坠，重者里急后重，频频蹲厕，便后坠胀依然明显，十分痛苦。多因炎症刺激如脓肿或瘘管、肛窦炎等，肿瘤刺激、粪便积滞、肛门直肠神经症、内痔脱垂、内痔嵌顿、直肠脱垂及肛肠疾病术后伤口刺激等引起。肛门坠胀是很多肛肠疾病的早期症状，且一般持续时间较长，容易反复发作，还会伴随烦躁、焦虑、抑郁等心理精神症状，影响正常的工作和生活，所以当出现肛门坠胀感的时候就需要及时就医找到原因，然后进行相应的治疗。

六、大便性状改变

排便是人体取其精华，去其糟粕的过程，而出现大便次数增多或者减少，或大便变细，或大便里面夹杂一些黏液，或大便失禁等情况时，都是胃肠道功能异常释放的信号，多可能为肠瘤、肠澼，甚至肠癌。

第二节　中医是如何认识肛肠疾病的？

中医关于肛肠疾病的论述由来已久。成书于春秋时期的

《山海经》首次提出了痔、瘘病名，后为世界医学所采用，沿用至今。在诸多对肛肠疾病论述的中医典籍中，《黄帝内经》对肛肠解剖、生理、病理等有详细论述。《素问·生气通天论》有云：“因而饱食，筋脉横解，肠澼为痔”，体现出古人对痔形成原因的思考。《灵枢·五邪》记载：“阳气不足，阴气有余，则寒中肠鸣腹痛”，当人的阳气不足，阴气过盛，就会中焦虚寒导致肠鸣腹痛。另外，其他古籍也有许多对肛肠疾病的记载，《疡科心得集》卷中云：“盖肛门为足太阳膀胱经所主。是经为湿热所聚之腑，此处生痈，每由于酒色中伤，湿浊不化，气不流行者多。”《临证指南医案》指出：“痔疮下血，湿热居多。”《洞天奥旨》卷九云：“痔疮生于谷道肛门之边，乃五脏七腑受湿热之毒而生者也。”

经过长期的探索研究，中医肛肠学已形成了其独有的理论体系。中医上将肛肠疾病的病因病机概括为外感六淫、内伤七情、房室过度、饮食不节，致阴阳失调、脏腑亏损、气血不和、经络阻滞、瘀血浊气下注。其常见的发病因素有风、湿、热、燥、气虚、血虚等。

风邪可引起出血。《素问·风论篇》中说：“久风入中，则为肠风飧泄。”风邪善变，多夹有热，热邪损伤肠络，热盛血行溢出脉外而出血，所以风邪引起的便血，色泽较鲜红，暴急呈喷射状。风邪可夹湿，风湿相搏于下部，则肛门瘙痒，有液体渗出。

湿邪分内外，外湿多因久处阴暗潮湿之地，内湿多因饮食不节，损伤脾胃，湿从内生。湿邪重浊，常先伤中焦下焦，所以肛肠病中因湿而发病的较多。

肛肠疾病常有因热而发者。热积肠道，容易耗伤津液，而致热结肠燥，则大便秘结不通，便秘日久，可致局部气血不畅，瘀滞不散，结而为痔；热盛会逼迫血液不循经络运行，下溢则便血；热与湿结，蕴阻肛门而发肛痈。

燥邪有内外之分。引起肛肠病者，多为内燥。常因饮食不节，肆意饮酒，过食辛辣之物，导致燥热内结，燥邪易耗伤津液，没有水液滋养荣润大肠，则大便干结，或平时有血虚证，血虚津乏，肠道失于濡润，而致大便干燥，如厕时过于用力，常使肛门裂伤或擦伤痔疮导致便血等。

气虚是肛肠疾病的常见发病因素之一，以脾失健运，中气不足为主要因素。中医认为妇人生育过多，小孩长时间腹泻，老年人气血衰退及某些慢性疾病等，都可导致中气不足，气虚下陷。而气具有固摄的作用，气虚就会引起直肠脱垂不收（脱肛）、内痔脱出不纳（内痔Ⅳ期）、肛痈破溃难收、脓水稀薄等。

失血过多或脾胃失运，缺乏产生血液的源头，常可导致血虚。肛肠病中，常因长期便血而致血虚，气随血脱，血虚则气虚，气虚则不能固摄血液而导致便血，更致血虚，如此反复，形成恶性循环。津血同源，血虚则肠中津液不足，无以润滑肠道，则大便燥结，易于擦伤痔核而便血；血虚也会导致组织生长慢，导致术后创口不易愈合。

第三节　中医治疗肛肠疾病有什么优势?

作为我国的传统医学，中医在治疗肛肠疾病方面有着得天独厚的优势。长沙马王堆汉墓出土的《五十二病方》中最早记载了有关痔的分类和证候及应用结扎术和切开术治疗痔瘘。经过数千年的发展，中医肛肠从中医学汲取了丰富的营养，已形成了系统的理论和独特的医疗技术，不仅在历史上为中华民族的繁衍昌盛做出了贡献，而且至今仍为我国的医疗保健事业发挥着重要的作用。

作为世界上最早认识肛肠病的国家，中医传承积累了丰富的肛肠病治疗经验，提出了外感六淫、内伤七情、房事过度、饮食不节等肛肠病的病因病机，还提出了针对各种肛肠疾病的特色疗法。在治疗方面，中医分内治法和外治法及手术疗法，并且在缓解术后疼痛上具有明显优势。

一、内治法

在外科病方面，中医的外病内治是独树一帜的。中医在治疗上讲究辨证论治，根据患者的体质、感邪性质等因人而异的特征，进行对症治疗，具有特异性，疗效有时较西医更加显著。其中著名的止痛如神汤至今仍为痔瘘病常用内服药。

二、外治法

中医外治法药物直达病所，具有疗效显著的特点，常用方法包括熏洗坐浴法、敷药法、中药保留灌肠、药物塞肛等多种治疗手段，在临床上取得非常好的临床效果。如肛泰软膏外用（图 1–2）可凉血止血，清热解毒，燥湿敛疮，消肿止痛，对改善肛门坠胀疼痛、水肿都有较好疗效。

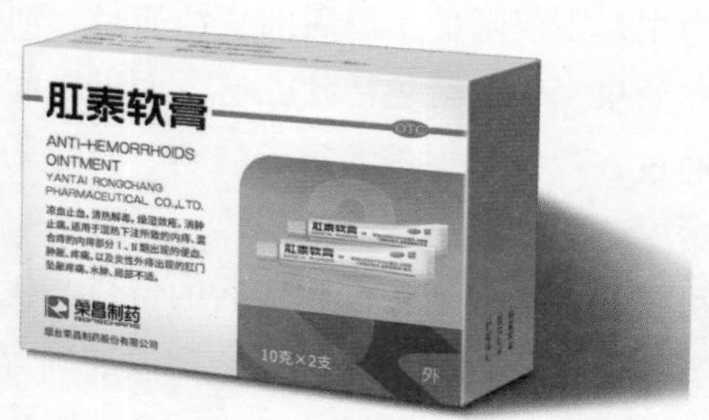

图 1–2 肛泰软膏

三、手术治疗

我国早在唐代就已经发明了盐水灌肠术；宋代发明了痔结扎法和枯痔钉疗法，并分出了痔瘘专科；而明代出现了肛瘘挂线术，成功解决了高位复杂性肛瘘在术后出现肛门失禁问题。到了现代，结扎和挂线疗法不局限于丝线，使用纸裹药线可以阻断气血流通，缩短治疗时间，缓解患者的痛苦，所以取代丝线被广泛应用于临床。痔结扎法、肛瘘挂线术等手术方法不断改良，至今仍被广泛应用于临床，并有其不可替代的地位。

四、中医特色治疗

对于严重的肛肠疾病，手术疗法是其治疗效果确切的常用疗法，但手术不可避免地会产生一些并发症。尤其以术后伤口疼痛为主，不仅降低了患者的生活质量，而且影响创面愈合和治疗效果。中医特色治疗在这方面可以起到很好的疗效，如可通过穴位敷贴促进术后肠蠕动、改善肠胀气，隔物灸预防术后尿潴留等。

由此可见，中医在治疗肛肠疾病的特色与优势在于以人为本，并具有简单、快捷、多样化、疗效准确等特点。中医特色疗法以改善患者生活质量为目标，最大限度地维护肛门自制功能，较好解决了术后肛门坠胀、狭窄、失禁、疼痛等并发症。同时，中医药促进愈合、中西医结合术式改良等研究在近些年也取得了较大进展，确立了中医肛肠科在肛肠病诊治领域的优势地位。

第四节 令人“谜之羞耻”的肛门指检一定要做吗？

肛门指检（图 1–3）是肛肠科中最常用的检查之一，然而很多人却觉得这项检查令人“谜之羞耻”，对它“意见”很大，唯恐避之不及。那么是不是得了肛肠疾病就一定要做肛门指检呢？答案是肯定的，对于大多数的肛肠病患者，肛门指检是非常重要且必须要做的检查，这关系到肠道健康，如果因为不了解肛门指检的重要性而忽视了健康，那就因小失大了。那么为什么要做肛门指检呢？

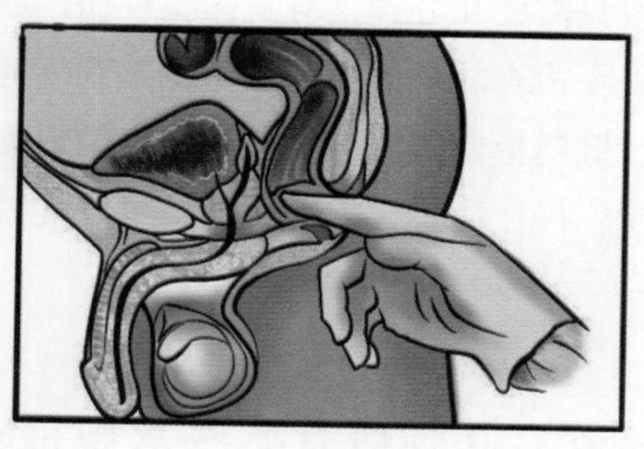

图 1–3 肛门指检

绝大多数的肛肠疾病都能通过肛门指检来做出初步诊断，尤其是对于直肠癌患者，肛门指检是早期发现直肠癌最重要的检查手段，约 80% 的直肠肿瘤位于手指可触及的部位，肿瘤较大时指检可以清楚地摸到肠壁上的硬块、巨大溃疡或肠腔狭窄，退出手指后可见指套上染有血液、黏液和脓液。还有直肠息肉、直肠脱垂、肛瘘、肛门狭窄、肛裂等常见的肛肠疾病也能通过肛门指检被发现。这就说明肛门检查不仅可以对肛肠疾病进行早期诊断，同时也具有非常重要的鉴别意义，不同的疾病也可能会出现相同的症状，比如便血，中医认为可能是由湿热下迫大肠，瘀阻肛门所致的痔疮，也可能是因正气不足，脾肾两虚所致的锁肛痔，即直肠癌，所以临床上很容易将两者混淆，这时候肛门指检就能快速地做出鉴别，帮助正确地区分，但是很多人却常常由于“羞耻心”或惧怕疼痛而拒绝做肛门指检，而整个肛门指检的过程一般只需要几分钟，对身体零创伤，就算有些人因为肛裂等原因在检查的时候不可避免地感到疼痛，这种痛苦也是短暂的。肛门指检是肛肠科专科检查中最为基础的无创检查，痛苦少，操作简单，快捷方便，可以让肛肠疾病早发现、早治疗。

第五节　肛肠科有哪些常规检查?

很多人得了肛肠疾病都觉得难以启齿，不愿去医院就诊，等到终于做好思想准备打算好好诊治自己的肛门时，又对肛肠科的各项检查充满了未知的恐惧，担心自己的肛门会受到“二次遭殃”，那么肛肠科的检查到底有没有人们想得那么复杂呢？

其实，肛肠科的常规检查一点也不复杂，常见的检查方法有肛门视诊、肛门指检、肛门镜检查、乙状结肠镜检查、纤维结肠镜检查、探针检查、X线检查、MRI检查等，其中肛门视诊、肛门指诊和肛门镜检查又称为肛肠科的三大常规检查，也是最基础和重要的检查，患者摆好合适的检查体位，多采用侧卧位，调整紧张的情绪，放松心情，并积极配合医生，2 ~ 3分钟就能把这三项检查都做完（图1–4）。除以上三种肛肠科的常规检查外，其他几项检查也都具有针对性，乙状结肠镜检查常用于直肠肿瘤的术前精确定位，尤其对直肠和乙状结肠肿瘤的早期诊断有重要意义；纤维结肠镜检查不仅用于大肠及回肠末端炎症、溃疡、息肉及癌肿的诊断，同时也是肛肠疾病微创治疗的重要工具；探针检查可以

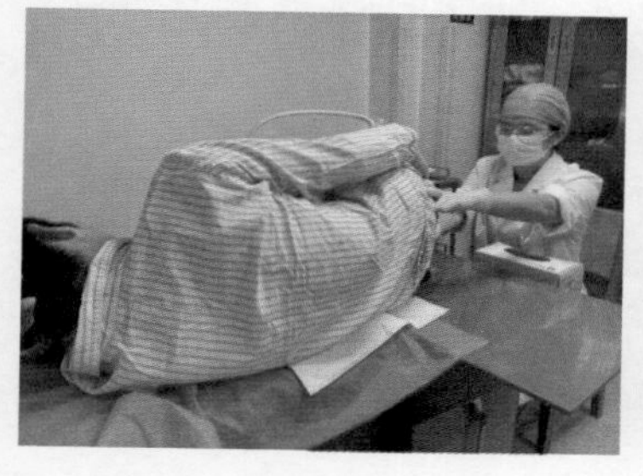

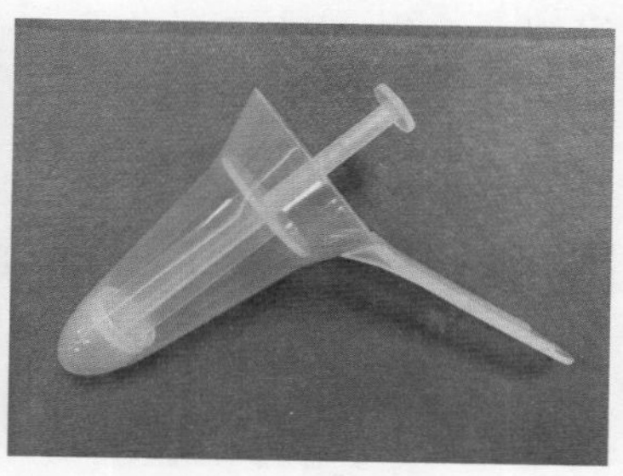

图1–4　肛门常规检查

探知肛瘘瘘管的方向、深度、长度及管道是否弯曲等；MRI检查尤其对肛瘘的诊断和定位有重要意义，可清晰地显示肛瘘瘘管的走行及与肛门括约肌的关系，准确分辨瘘管和瘢痕组织。这么多检查并不是每一项都要做的，具体需要做哪项，应该由医生根据病情给出判断。

肛肠科的检查方式其实并不麻烦，只是由于部位的特殊性，总是容易让人产生抗拒心理，但其实及时的专科检查有助于肛肠疾病的早发现和早治疗。

第六节　肛肠疾病的手术痛苦吗？

很多患了肛肠疾病的朋友都不愿意就诊，哪怕到医院就诊，也十分排斥手术治疗，总询问医生是否可以通过吃药或者其他方式治疗。这究竟是为什么呢？大家的回答大同小异：怕痛。在他们的想象中，做手术创伤大，肛门切除病变组织后，每天排便都会痛不欲生。那么肛肠手术真的很痛苦吗？

手术过程中，都会进行麻醉，基本上可以做到无痛状态。做肠息肉手术－无痛肠镜时通常会使用“丙泊酚”麻醉剂，患者进入全麻睡眠状态，几十分钟后手术已经结束了。肛门直肠部位的手术通常采用腰硬联合麻醉方式，大家可以简单理解为麻醉腰以下的部位，手术的过程中也只会感受到下半身的麻木感，而无疼痛感。现代众多的麻醉方式使得肛肠手术不再成为负担，患者在手术过程中通常是感觉不到肛门疼痛的（图 1–5）。

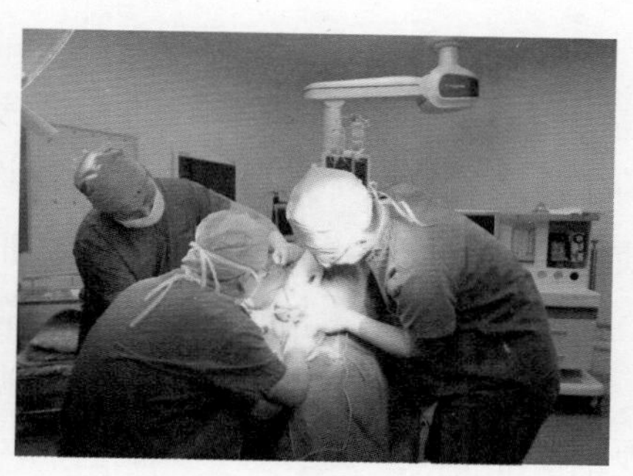

图 1–5　肛肠疾病的手术

近年来，随着医疗技术的发展，诞生了许多新型的手术方式。例如痔疮自动套扎术、吻合器痔上黏膜环切术，与传统手术相比具有疼痛轻微、手术时间短、患者恢复快等优点，以及中医特色挂线疗法、注射疗法等。这些手术方式都可以明显减少术后的疼痛。同时，有经验的医生会通过调整切口的位置形状来减轻患者术后的疼痛，所以就诊时要选择正规专业的医院进行治疗。不仅如此，现在还有很多超前镇痛的理念，止痛药可以用来预防疼痛感，同时中医特色治疗中，耳穴压豆、针灸循经取穴等都可以获得较好疗效。

所以大家不要过于担心，一旦需要做手术就积极接受手术治疗。疼痛像弹簧，你弱它就强。只要大家调整好心态，积极配合医生护士的治疗，就可以将疼痛的程度降到最低。

第七节　肛肠疾病术前要做些什么?

十人九痔，肛肠疾病是人类特有的常见病、多发病，为追求更好的生活质量，医师们研究出各种药物对抗这类疾病，但对于使用药物后仍难以自愈的疾病，如肛瘘、肛周脓肿等，肛肠科医生建议行手术治疗，而术前准备则是决定手术成功与否、术后恢复是否良好的第一步。因此，医生与患者都必须重视术前准备。

一、合并病的处理

随着环境的变化，疾病也相伴而来，尤其老年人多气血亏虚、脏腑不足，常被多种疾病缠身。中医讲究整体观念，人体是一个有机的整体，构成人体的各个组成部分在功能上相互协调、补充，在病理上则相互影响。因此，在行肛肠手术时，对合并病的处理就变得尤为重要。如高血压病、糖尿病、冠心病、凝血功能障碍、结核病等都需在病情控制妥善后再行手术治疗。

二、术前相关检查

手术前的患者，都需要先行常规检查，精确的数据和影像结果能让医师初步判断患者病情，排除手术禁忌证，最快选择治疗方案，对后期治疗方案的调整也具有重要意义。包括血常规、尿常规、便常规、血型、传染病、心电图、胸片、B超等检查。中医讲究“因人而异、辨证施治”，不仅体现在治疗上，而且对于检查项目的选择也具有十分重要的意义。现今肛肠疾病的专科检查越来越精细，指向越来越明确，这对肛肠医师根据不同患者的情况，选择合适的检查项目、制定完美手术方案具有重大参考价值。如肛门镜、直肠三维彩超、排粪造影、电子肠镜 、肛管直肠测压、盆底测压、肛门MRI等。

三、术前饮食及肠道准备

术前一般需禁饮禁食一段时间，具体时间需根据麻醉方式确定，术前要完善肠道准备，清洁灌肠，尽量排空肠道内的排泄物，以免术中大便排出，污染创面，引发伤口感染。

肛肠手术的术前准备并不是多余的，每一项都十分必要，且因人而异。为保证手术顺利，患者术前一定要认真检查、评估，预防手术中可能出现的各种风险，才能保证手术的成功及术后良好的恢复。

第八节　肛门的日常清洁和保健怎么做?

肛门，中医称为“魄门”，处于人体臀部之间，位置隐私，不可轻易暴露。它深藏功与名，默默排出人体中的浊气、废物，阻止肠内容物不自主溢出体外，同时阻止外界的气体、液体等异物进入肠腔，严格把守消化系统的最后一关，是人们不可或缺的小卫士，因此应该好好爱护它。

那么应该如何保证肛门健康呢？在日常生活中需要注意以下几点：

一、注意饮食

大多数的肛肠疾病都是吃出来的，辛辣食物对肠道及肛门的刺激非常大，若食物过于精细，则会养成肠道惰性，造成便秘，引发多种肛肠疾病。因此，建议每日多饮水，多食杂粮谷物、蔬菜水果，尤其富含膳食纤维的食物（如蚕豆、莲藕、豆角），保持大便通畅，可以有效预防肛肠疾病的发生。

二、体育锻炼

每天坚持运动可加速全身血液循环，促进胃肠蠕动，改善盆腔充血，防止大便秘结，从而预防痔疮。

三、提肛运动

此项运动没有时间、场地限制。具体的提肛方法是：全身放松，将臀部和大腿夹紧，做深呼吸，吸气提收肛门，随后继续保持提肛动作，不要松懈，至少坚持 5 s，呼气时缓慢放松肛门，一提一松为一次，整个过程以感到舒适为宜，一定不要急于求成，关键在于持之以恒（图 1–6）。

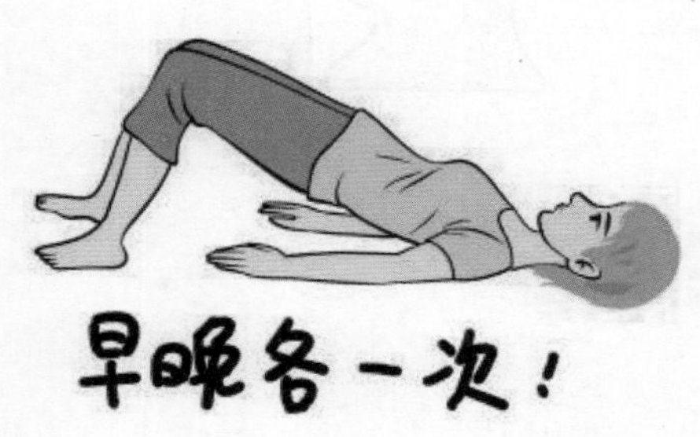

图 1–6　提肛运动

四、正常排便

正常人每日大便 1 ~ 2 次，或两日 1 次均可，时间有早、中、晚的不同习惯，规律即可。建议采取蹲姿，顺应肠道的生理曲线，若为坐便器，可在脚下加个小凳子，抬高腿部，排便会更加顺畅。排便时应保持专注，时间一般为 3 ~ 5 分钟，老年人因气血亏虚，可适当延长排便时间到十分钟左右。切勿因贪玩手机、吸烟、看报纸等延长排便时间（图 1–7）。

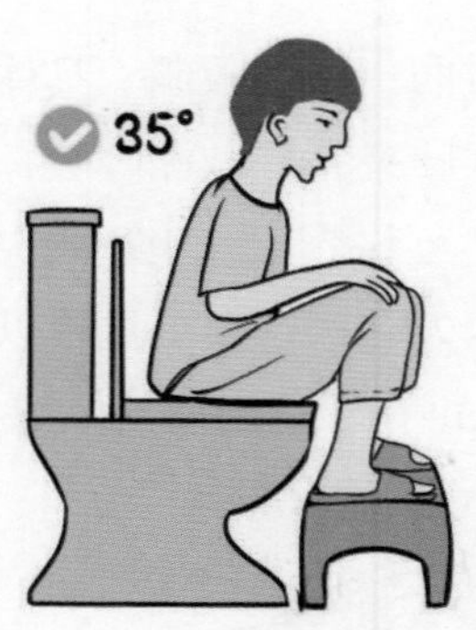

图 1–7　正常排便

五、便后擦净

大部分人习惯用卫生纸，但不易擦干净，建议使用湿厕巾，用力轻柔，可减少肛门皮肤的摩擦，同时清洁力更好。女性因特殊生理结构，需从前往后擦，避免引发阴道炎。清洁肛门时建议在肛门处打圈轻揉，反复几次，可促进肛门部血液循环，有效预防痔疮发生。

六、清洗肛门

肛门位置特殊，是人体浊物排出所在，细菌分布较多，采取正确的清洗方法，可有效预防肛门疾病的发生（图 1–8）。

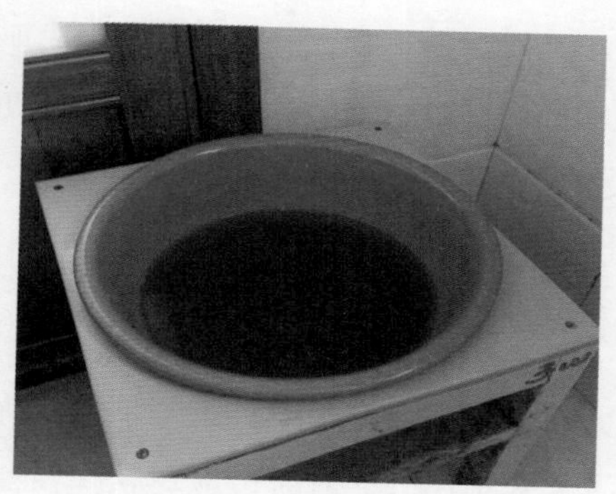

图 1–8　清洗肛门

（1）正确选用清洁器具：多数人有每天清洁前后阴的习惯，大多用一般的脸盆，千万要注意不要用脚盆或他人洗涤下部的盆来清洗前后阴，宜致肛门患上湿疹、霉菌感染，甚至淋病等。

（2）水温适宜：一般要求水不能太烫，以免损伤皮肤，水温保持在 37 ℃左右，可用手背试之，水不烫手即可。老年人局部皮肤感觉功能下降，常常会在清洁中烫坏皮肤，致肛周皮肤病，因此，要引起足够的重视。

（3）合理用药：有人习惯在清洁时加入一些消毒剂，其实大可不必。人体的每个部位都有正常的菌群，消毒剂的使用可能会破坏正常菌群，导致更为严重的后果。而对于患有淋病等性传播疾病的患者不建议清洁局部，以免传播到肛门部位，但要给予积极治疗。

（4）清洁后的处置：清洁好的前后阴，可用卫生纸蘸去局部水分，也可待其自然干燥，千万不要用已脏的内裤、袜子、抹布等擦干。若使用毛巾擦局部，则需在使用毛巾和盆前，用沸水烫之，以免有污染。

七、熏蒸坐浴

此法可以加速肛门血液循环，杀毒消肿，尤宜过食辛辣刺激或饮酒后，感觉肛门不适时，应尽快熏洗坐浴。先向盆内投放1000毫升开水，可向盆内投入适量药物洗剂，如痔瘘术后患者可向盆内投入复方芩柏颗粒，可消除术后水肿，还可有效加速创面愈合，待水温降至37 ℃左右，以手背不烫为宜。无法长时间保持蹲姿的人群可把坐浴盆架在合适大小的桶上或马桶上，先熏蒸10分钟，再行坐浴，5 ~ 10分钟为宜。建议女性经期不宜坐浴，避免引发妇科炎症。

八、使用工具

工作久坐的人群可以考虑使用“肛门保护垫”，架空肛门，减轻对肛门的压迫和摩擦，同时保持患处透气。

总结来说，肛门健康要把牢，日常清洁不可少，饮食排便需注意，提肛锻炼别忘记。

第二章
肛肠疾病的常见症状

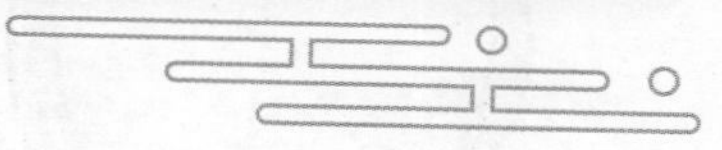

第一节　大便时肛内出血一定是痔疮吗?

很多患者来肛肠科就诊都是因为大便时肛内出血（图 2–1），而一旦出现便血这个信号时，大家的第一反应总是痔疮犯了。而实际上，大便带血可能不仅是痔疮，也可能是肛裂、直肠脱垂、直肠息肉、结直肠癌、肠炎等。当然，还可以是其他的一些疾病，如血液系统疾病，都可以引起出血。

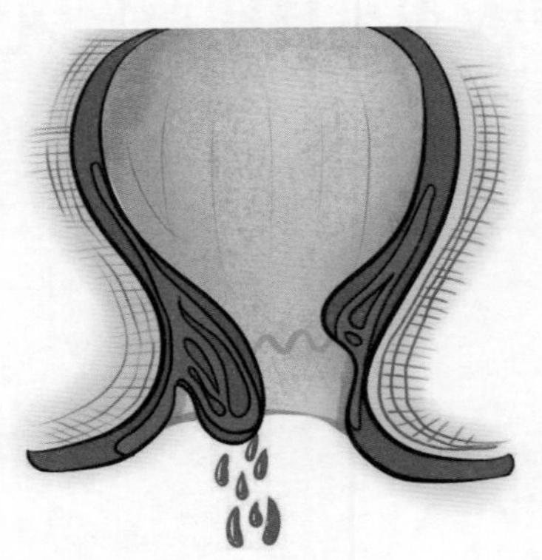

图 2–1　肛内出血

一、痔疮

痔疮是一种常见病，也是大家熟知的一种疾病，若是痔疮引起的肛内出血，多兼有疼痛、脱出等症状。痔疮中医学称为

“痔”，认为多与风、湿、瘀及气虚有关，加之脏腑本虚，风燥湿热下迫，瘀阻魄门，导致脏腑功能失调而致，具体的病因包括外感六淫、情志内伤、劳倦过度、饮食不节、久咳、久坐久立、负重远行、长期便秘、泻痢日久、妇女妊娠等。

二、肛裂

肛裂也是一种常见病，若是肛裂引起的肛内出血，多兼有肛门周期性疼痛、便秘等。肛裂中医学称为“肛裂”或“裂肛”，认为多是由血热肠燥或阴虚津亏导致大便秘结，排便用力，引起肛门皮肤裂伤，湿毒之邪乘虚而入皮肤经络，局部气血瘀滞，运行不畅，破溃之处缺乏气血营养，经久不敛而致。肛裂的主要临床表现就是出血、疼痛、便秘和瘙痒。多因大便干燥引起便秘，用力排便导致肛管裂开，呈刀割样疼痛或灼痛，排便后数分钟减轻或消失，再半小时后出现剧烈疼痛，往往持续数小时，形成周期性疼痛，由于疼痛使患者产生恐惧感不愿排便再加重便秘，从而加重肛裂，如此反复恶循环。

三、直肠脱垂

直肠脱垂一般以小儿和老人多见，中医学称“脱肛”，认为本病的发生多与肺、脾、肾功能失调有直接的关系，各种原因导致的肺、脾、肾虚损而引起气虚下陷、肾气不固、气血两虚或湿热下注。直肠脱垂的患者排便时由于直肠黏膜脱出，大便擦伤黏膜时有滴血或粪便带血，或手纸擦拭时有少量出血，色鲜红。所以，若是大便时肛内出血，兼有直肠脱出、瘙痒、疼痛等（注意内痔脱出与直肠脱垂的鉴别，直肠脱出常活动受限，且伴有肛门的松弛，在肛肠科医师的指检或肛门镜检查下即可鉴别），极有可能是直肠脱垂引起的。

四、直肠息肉

直肠息肉是大肠息肉中最常见的一种，属于中医的“肠瘤”，中医学认为息肉的发生与饮食不节、劳倦内伤、情志失调及先天禀赋不足等因素导致的湿热下注、气滞血瘀、脾气亏虚有关。直肠息肉的主要临床表现为便血和脱出。便血是直肠息肉临床上最常见的症状之一，多呈鲜红色或暗红色。或仅有大便隐血阳性，或黏附于粪便表面，出血量不多；若是大便时肛内出血，兼有息肉脱出（注意直肠息肉脱出与内痔脱出的鉴别，内痔脱出物表面光滑，质软无蒂，颜色鲜红或灰白，而直肠息肉脱出物表面不光滑，有时呈颗粒样，粉红或暗红色，可有蒂，在肛肠科医师的指检或肛门镜检查即可鉴别），极有可能是直肠息肉。

五、结直肠癌

中医学统称结直肠癌为“肠癌”，认为本病多因饮食不节、嗜酒或过食辛辣，内蕴湿热；或忧思抑郁，七情所伤，气血瘀滞；或久泻久痢，脾虚失运，湿毒内生，脏腑浊气下降；或寒热痰湿、气滞、血运等邪毒郁积，久聚成块，积聚于直肠，致使脏腑经络损伤，阴阳失调，气血亏虚，正气损而发病。早期结直肠癌可无明显症状，病情发展到一定程度可出现下列症状：排便习惯改变；大便性状改变（大便变细、血便、黏液便等）；腹痛或腹部不适；腹部肿块；肠梗阻相关症状；全身症状例如贫血、消瘦、乏力、低热等。

六、肠炎

很多肠炎，如结直肠溃疡、克罗恩病、溃疡性结肠炎、放射性结肠炎等都可出现便时出血的情况，但一般多为黏血便，少见为鲜血便，完善肠镜检查可进行鉴别。

七、全身性疾病

便血颜色可为黑色、暗红、鲜红或者粉红，持续性出血，血红蛋白持续下降，出血与排便无明显关系，有时可见血液自行从肛门流出。如血友病、白血病、维生素 K 缺乏症等。

仅通过上述症状或体征来判断出血的病因是不够的，当出现便血时，最好的办法是去正规医院就诊。

第二节　大便时有东西脱出肛门外就是脱肛吗?

便时有肿物脱出肛门外，又是肛肠科一常见症状，而这一常见症状又被很多人统称为“脱肛”，认为只要有东西掉出肛门外面，就是脱肛，而实际上，脱肛指的是直肠黏膜或全层脱垂，而便时或便后有肿物脱出于肛门之外可见于多种情况，比如内痔脱出、直肠息肉脱出等。那接下来，就了解一下到底什么才是脱肛，又有哪些病可以表现为有肿物脱出肛门外吧。

一、脱肛

中医病名“脱肛”，即是西医通常所提到的直肠脱垂，是指肛管、直肠甚至乙状结肠下端向下移位而脱垂于肛门外。直肠黏膜及直肠反复脱出肛门外伴肛门松弛是其主要特点。初发时肿物较小，排便时脱出，便后自行复位。以后肿物脱出渐频，体积增大，便后需用手托回肛门内，伴有排便不尽和下坠感。在咳嗽、用力甚至站立时亦可脱出。随着脱垂加重，引起不同程度的肛门失禁，常有黏液流出，导致肛周皮肤湿疹、瘙痒，并且可以引发直肠溃疡、出血、狭窄和坏死。检查时可见直肠黏膜或直肠环状脱出，有螺旋状褶皱，表面光滑，无静脉曲张，一般不出血。肛门指检时感到肛门括约肌收缩无力。

二、痔疮

痔疮的本质是直肠末端黏膜下和肛管及皮下静脉丛发生扩大、曲张所形成的柔软静脉团。根据发生部位的不同，可分为内痔、外痔及混合痔。内痔：主要表现就是出血和脱出。外痔：多表现为肛周有肿物隆起，伴有疼痛、排便不尽感等不适。而混合痔兼具内、外痔的症状，严重时表现为环状肿物脱出。

三、直肠息肉

直肠息肉是直肠黏膜表面的隆起性病变，距离肛门口近的直肠息肉可随排便脱出肛门外，便后能自行回纳。息肉头圆而有长蒂，表面光滑，质较痔核稍硬，活动度大，黏膜发炎时呈草莓状，常易出血。

四、肛乳头肥大

肛乳头肥大是正常肛乳头由于感染、损伤等因素所致的纤维结缔组织的增生，是一种肛门常见的良性肿瘤，即中医所说的“悬珠痔”，常呈锥形或鼓槌状，色灰白或淡红，较大的肛乳头可随排便脱出肛门外，便后部分能自行回纳，有的需用手托回复位，临床表现有肛门不适、无压痛，很少出血，可以是一个，也可以是数个肛乳头。

五、肿瘤

直肠腺瘤、绒毛状或乳头状腺瘤、黑色素瘤、低位直肠癌等可随排粪脱出肛门外，伴有便血和脓血便。肛管癌有疼痛和出血，肿物呈菜花样，常在肛门外。

第三节　为什么天天吃蔬菜水果，还是会便秘?

便秘有多痛苦，经历过的人都能懂，腿脚都蹲麻了竟然只挤出来一点点臭空气，低头抚摸着自己的小腹，活像个怀胎三个月的孕妇。不是说多吃水果蔬菜就可以缓解便秘吗?为什么每天水果不断，一日三餐蔬菜不少，还是排便不畅?追本溯源，找出导致便秘的真正原因。

蔬菜和水果中含有丰富的水分、维生素及水溶性的植物纤维，能够软化大便，增加大便的体积，刺激肠道产生便意，所以蔬菜和水果的确具有不错的促进排便的作用。但有些人虽然每天吃很多蔬菜水果，但是不爱喝水，每天饮水量过少，就算摄入足量的蔬菜水果，肠道蠕动力差，且没有足够的水分，依然会导致大便干结。如果只是多吃蔬菜水果，却没有主食等其他食物的摄入，食物的总量摄入过少，没有满足人体的正常需求，人体的器官，包括肠道的转动都会变慢，所以也容易出现便秘的情况，这也是一些靠节食减肥的人群平时经常吃蔬菜水果却还便秘的主要原因。

虽然说香蕉是很好的通便水果，但肛肠术后抱怨“我都吃了大半串香蕉怎么还解不出大便?”的患者不在少数。众所周知，香蕉在未成熟的时候外皮呈青绿色，口感酸涩难以下咽，但成熟后的香蕉便软糯香甜。中医认为，香蕉味甘性寒，具有清热润肠、促进肠胃蠕动的作用，适用于肠燥津亏的患者，脾虚泄泻者则不宜。为了更好地保存和运输，市面上的香蕉都是在未成熟时摘下，经过人工催熟，生香蕉的涩味来源于其中大量的鞣酸，鞣酸具有非常强的收敛作用，使粪便变得干硬，从而造成便秘。这就是为什么吃了大量的香蕉非但不能通便，反而会加重便秘。所以对于肛肠术后需要保持大便通畅的患者，苹果、猕猴桃、草莓、梨、雪莲果等都可以很好地起到润肠通便的作用。另外，红薯、玉米、燕麦、荞麦等粗粮含有丰富的膳食纤维，也具有预防大便干结的功效。

多吃蔬菜水果对于那些饮食习惯不良的人群来说，的确在很大程度上能够缓解便秘情况，但便秘的原因错综复杂，与年龄、性别、饮食习惯、职业、遗传、精神心理等因素有关。所以，并不是说多吃蔬菜水果就一定能解决便秘的问题。

便秘是相对复杂性的疾病，需要注意的是，不要出现便秘就去吃泻药，部分泻药本身对胃肠道就有刺激作用，长时间的刺激作用下，会形成肠道病变，另外药物的依赖性也会增加治疗的难度。

对于便秘的治疗，如果通过生活调理无法改善便秘，还是应该及时就医，在医师指导下进行治疗，必须明确便秘的全身及局部原因，根据病因选择正确的治疗手段，在纠正不良饮食、生活习惯、增加运动量的基础上给予必要的药物治疗或手术治疗才能获效。

第四节　“尴尬的”肛门瘙痒是怎么回事?

这世上要说比“菊花残”更恐怖的事情，那估计就是“菊花痒”了。瘙痒的体验人人都有过，可发生在身体的任何部位，有些部位抓挠确实管用，但肛门瘙痒却是让人坐立难安，而且越挠越痒，无休无止。

肛门瘙痒，很多患者都会认为不过是肛周不洁引起的，只要勤换洗内裤、多清洁肛门就可以了，但很多时候，这样做往往只能止住一时之痒，过后瘙痒又会卷土重来。还有一些患者自行到药店买药，抹了很多药却还是不起作用。其实，肛门瘙痒的原因远远不局限于此，主要分为以下几类。

一、肛门直肠疾病

如肛裂、肛瘘、痔疮、肛窦炎、肛乳头炎、直肠脱垂、肛门失禁等，使肛门口分泌物增多、潮湿，长期刺激肛门周围皮肤引起的瘙痒。

二、肛门皮肤病

如肛门湿疹、神经性皮炎、皮癣、疣、性病、汗腺炎等，粪便附于肛门皱襞内，刺激皮肤而引起瘙痒。因为肛门位置比较隐秘，人们喜欢穿紧身内裤等，肛门周围的湿疹容易造成潮湿，皮肤发生粗糙、角化，有的甚至会有皲裂等，会引起肛门瘙痒。

三、寄生虫病

如蛲虫、蛔虫、阴道滴虫、阴虱、疥疮等，在人们晚上睡着之后可以爬到肛门周围皮下，造成肛门瘙痒，经常发生在儿童时期或卫生条件不好的地区。

四、解剖及生理因素

解剖、生理等特定因素可致本病。肥胖的人容易肛门瘙痒可能由于形体肥胖的臀沟形成持续的湿渍环境，局部清洁难以维持。肛门括约肌张力低下时可有黏膜脱垂并有粪便渗漏污染肛周而导致瘙痒。在解大便或肛门残留有少量粪便时，粪便中的多种生物、化学物质就会刺激肛门周围皮肤使局部因受到刺激而引起瘙痒。

五、食物、药物及某些化学物质

食用刺激性食物，如辣椒、芥末、香料、酒或特异性蛋白质食物，也有服用某些药物，如磺胺类抗生素等均可因过敏而引起肛门瘙痒。许多药品可引起急性肛门瘙痒，最常见的是奎尼丁、秋水仙碱、某些植物、动物的化学成分，如毒常春藤、毒橡树、漆树及生漆、某些人造纤维织物、某些海产品，均能引起肛门瘙痒。

六、精神因素

肛门瘙痒常常在精神紧张或焦虑状态下发病。神经衰弱、癔病、精神过度紧张、兴奋、激动等引起神经功能紊乱，也可诱发或导致瘙痒，可犯发全身或肛门、会阴区。

七、外界刺激

长期过度用肥皂水进行搓洗，或者大量出汗，或者穿了某些具有刺激性的衣物。

八、药物和某些化学物质

吸烟也是导致肛门瘙痒的重要因素。

第五节　肛周总是湿湿的是怎么回事?

能与肛门瘙痒“媲美”，令人同样尴尬的还有肛门潮湿。即使更换内裤，肛周仍感觉潮湿，很不清爽。这又是怎么回事？肛门潮湿是指肛门周围以潮湿为主的一种症状，日久患部皮肤潮红或紫黯、变厚、皲裂，并发瘙痒、疼痛，影响患者正常的生活和工作，是临床诊疗中比较棘手的问题，容易给受困人群的生活带来不便及精神压力。肛门潮湿一般会青睐什么人，应该如何对症处理呢？

一、老年人或体弱者

肛门括约肌松弛或收缩力减退，使肛门闭合不严，肠黏膜分泌的肠黏液容易漏出肛门外，特别是在劳累情况下，肛门部潮湿更显著。针对上述情况，患者应加强肛门括约肌收缩功能的锻炼，如热水坐浴下提肛运动、括约肌舒缩运动、肛门部手法按摩、针刺长强、腰俞、会阴穴及适当服用补中益气汤等。

二、肛门部皮脂腺、汗腺分泌旺盛者

特别是体型肥胖者，肛门深陷于两侧臀部之间，使肛周皮肤的汗液不能很好蒸发，造成肛门部经常潮湿，患者应重视肛门区清洁卫生，并保持干燥。

三、皮肤病患者

肛周皮肤患有湿疹、疱疹、接触性皮炎、尖锐湿疣及皮肤感染后脓肿破溃等，均可造成肛门局部分泌物增多，患者应及时治疗相关疾病。

四、肛瘘患者

肛管直肠周围脓肿破溃或行切开引流术后形成肛瘘，由于反复破溃、流脓、炎性渗出较多，也是肛门潮湿的常见原因，此类患者多需要手术治愈肛瘘后才能治愈肛门潮湿。

五、脱垂性内痔

内痔严重者不仅在解大便时痔团脱出，甚至咳嗽、劳累、行走时亦会脱出肛门外，由于肛门括约肌收缩、脱出痔团嵌顿、水肿、渗出液增多，应及时用手将痔团托回，并积极治疗痔疮疾病。

六、完全性直肠脱垂

常发生肛门括约肌收缩无力，直肠全层或黏膜表面液体污染肛周皮肤，导致肛门口分泌物增多。

如果出现肛门瘙痒、潮湿，不要不好意思，切忌自己盲目治疗和选药，只有及时就医，明确病因，实施正确的治疗，才能早日痊愈。

第六节　屁股上长“疖子”，真的只是上火吗？

臀部长“疖子”是肛肠科常见的一种病症，有时并无任何不适感，但有时会伴随疼痛、红肿等症状，许多患者一开始可能简单认为是上火了，于是服用清热利湿的中药，或是服用消炎药、抗生素等，虽然症状一时有所缓解，但后来仍旧反复发作。有些患者发现这“疖子”有时还会自行破溃，反复流脓水，那么，这“疖子”究竟是什么病呢？

一、皮脂腺囊肿

皮脂腺囊肿俗称“粉瘤”，是临床上常见的体表良性肿物。皮脂腺是位于人体体表皮肤的腺体，作用主要是滋润皮肤和毛发，以青少年时期分泌最为旺盛。皮脂腺囊肿即是由于灰尘或细菌感染等导致皮脂腺排泄受阻，皮脂腺囊状上皮被逐渐增多的内容物膨胀所形成的潴留性囊肿，简单来说就是因为皮肤上的管子堵了，排泄物排不出去，越积越多，最终成为囊肿。其特点为缓慢增长的良性包块，囊内有白色粉渣样分泌物，可发生于任何年龄，但以青壮年多见。粉瘤在中医学上又称为“脂瘤”，中医学认为，脂瘤多由于湿痰凝聚而成，《外科真诠》里写道：“先用线针于瘤头上针一分深。用手捻之，若是白浆便是粉瘤”，明确指出，粉瘤的特征是内有白色粉渣样分泌物。皮脂腺囊肿单用药物治疗效果不佳，一般以手术完整切除为主，术后配合生肌敛疮的中药，恢复较快，疗效理想。

二、毛囊炎

毛囊炎是毛囊部及周围组织发生的化脓性或非化脓性炎症，多由细菌感染引起，高温、多汗、卫生习惯不良容易诱发，糖尿病患者、免疫力低下人群相对容易发作。临床表现为在皮肤炎症性红斑上出现小脓疱，症状以瘙痒为主，部分患者可伴疼痛。毛囊炎的治疗方法包括非手术治疗和手术治疗，非手术治疗主要是口服抗生素和外用抗生素类软膏，手术治疗适用于已经成脓破溃的脓肿，以切开引流为主。

三、肛周脓肿或肛瘘

如果臀部肿块出现红、肿、热、痛，有时甚至破溃、流脓水等，那这“疖子”可能并非单纯的疖肿，而有可能是肛周脓肿或者是肛瘘的外瘘口。顾名思义，肛周脓肿就是发生在肛门周围的脓肿，是一种肛管、直肠周围的急性化脓性感染性疾病。患者一开始可能只是发现肛门周围突然长一包块，疼痛不明显，也无其他不适，但此病发展迅速，肿块在 2 ~ 4 天内可迅速增大，出现剧烈疼痛，疼痛呈持续性，甚至出现发热等全身症状。治疗上，肛周脓肿无法自愈，只能行手术根除。肛周脓肿是肛瘘的前身，若不予处理，脓肿破溃后，便成为肛瘘。处于急性化脓期的肛周脓肿一般先行切开排脓，缓解疼痛症状，待形成肛瘘后再行根治手术。肛瘘是一种常见的肛门直肠疾病，其发病的主要原因是肛门直肠周围间隙感染、损伤等因素与肛门周围皮肤形成相通的一条管道，就好比“地下隧道”一样，而肛周触及的硬结多为隧道的出口——外瘘口。

第七节　屁股痛是怎么回事?

屁股痛是指以肛门内及肛门直肠周围疼痛为主的一种症状，为多种肛门直肠疾病所共有，如肛裂、肛窦炎、血栓性外痔、肛周脓肿、内痔嵌顿、外痔水肿、肛管直肠癌及肛门异物损伤等都可引起屁股痛。

一、肛裂

肛裂引起的疼痛，呈周期性，多发于大便时或大便后，主要由粪便刺激，裂口扩张所致。其疼痛为阵发性灼痛或刀割样疼痛，可持续数分钟至数小时，待粪便通过后，疼痛减轻。除了疼痛，肛裂者常伴有出血、便秘等症状。

二、肛窦炎

一般为屁股微痛伴坠胀，排便时因粪便压迫发炎的肛窦而致肛门灼痛，常伴有少量脓性或黏液性分泌物外溢、气味臭，日久可致肛周潮湿、瘙痒等不适。

三、血栓性外痔

轻者有异物感，大多伴有胀痛。由于肛周静脉血管破损，血块凝结而成血栓，在肛门外皮下出现青紫圆形硬结节。

四、肛周脓肿

以肛周胀痛为主，疼痛剧烈，且逐渐加重，脓肿自行溃破后，疼痛暂时有所缓解，往往伴有发热、寒战等全身感染症状，属于细菌感染，如果不及时处理，可能会导致感染性休克，甚至危及生命。

五、内痔嵌顿

以胀痛、灼痛为主，多由于痔静脉血络破损、血栓形成，造成组织循环受限而脱出肛门外，无法回纳。故需尽早回纳或手术治疗，否则表面黏膜极易出血、破损，甚至并发感染。

六、外痔水肿

以坠胀、灼痛为主，表现为肛门边缘局限性肿块，质硬、光滑、晶亮、触痛明显。

七、直肠癌

早期无疼痛，后期由于肿块增大破溃，可出现肛门坠胀、隐痛，常见有大便习惯改变、脓血便、腹胀、腹痛、消瘦等伴随症状。

八、肛门异物损伤

多为外伤异物残留或饮食不当，鱼刺、骨片嵌插肛管直肠所致，故需请医师仔细检查，取出异物，疼痛即能缓解，若滞留时间过长，可引起局部感染。

第八节　经常拉肚子需要去医院看一下吗？哪些病会表现为拉肚子？

俗语拉肚子在临床上就是指腹泻，医学上关于腹泻（拉肚子）的定义是指每天大便次数增加，或大便的性质、形状改变，以及粪便变稀薄或含有黏液、脓血等物质，还可能含有不消化的食物及其他病理性的内容物，如解水状便，每日3次以上，或每天粪便总量大于200克，其中粪便含水量大于80%。腹泻（拉肚子）可分为急性与慢性两种，前者发病急剧，病程在2～3周之内；后者指病程在两个月以上或间隙性在2～4周内的复发性腹泻。正常成年人每天排一次成形的褐黄色大便，有时会每天排2～3次成形的大便，这一般不能算腹泻，属生理正常范围。但如果出现或者经常性地出现上述症状，需及时前往医院就诊。

还有一种假性腹泻的情况：像老年人、手术后的人，粪便容易停滞积塞在直肠内不能排出，可刺激直肠黏膜，使大便次数增加，甚至感到里急后重，不时有黏液排出，但这不能算作腹泻，实际上是严重的便秘。有时灌肠都不易排出，需用手抠出，医学上把这种腹泻叫做假性腹泻，需要及时去医院治疗。

拉肚子是许多疾病的一个症状，哪些原因或者疾病会表现为拉肚子呢?

一、急性腹泻

（1）细菌感染：人们在食用了被大肠杆菌、沙门菌、志贺菌等细菌污染的食物，或饮用了被细菌污染的饮料后可能产生肠炎或肠道菌群失调，出现不同程度的腹泻、腹痛、呕吐、里急后重、发热等症状。

（2）病毒感染：人体通过食物或其他途径感染多种病毒后易引起病毒性腹泻，像感染轮状病毒、柯萨奇病毒等，出现腹痛、恶心、呕吐、发热及全身不适等症状。

（3）食物中毒：由于进食被细菌及其毒素污染的食物，或摄食未煮熟的扁豆等引起的急性中毒性疾病。变质食品、污染水源也是主要传染源，餐具和带菌苍蝇是主要传播途径。患者可出现呕吐、腹泻、腹痛、发热等急性胃肠道症状。

（4）生冷食物：喜食生冷食物，常饮冰啤酒，结果可导致胃肠功能紊乱，肠蠕动加快，引起腹泻。

（5）食物滞留：消化不良，饮食无规律、进食过多、进食不易消化的食物，或者由于胃动力不足导致食物在胃内滞留，引起腹胀、腹泻、恶心、呕吐、发酸、烧心、嗳气（打嗝）等症状。

（6）着凉：夏季炎热，人们喜欢待在空调房内或开着空调睡觉，腹部很容易受凉，致使肠蠕动加快导致腹泻。

二、慢性腹泻

慢性腹泻的病程一般在 2 个月以上，病因比急性的更复杂，因此诊断和治疗有时很困难。多包括肠道感染性疾病如慢性阿米巴痢疾、肠道念珠菌病等；肠道非感染性炎症如炎症性肠病（克罗恩病和溃疡性结肠炎）、放射性肠炎等；肿瘤如大肠癌、结肠腺瘤病等；小肠吸收不良等。

腹泻的病因治疗和对症治疗都很重要，在未确诊病因之前，要慎重使用止痛药和止泻药，以免掩盖症状造成误诊，延误病情。

最后提醒，不管急性腹泻还是慢性腹泻，出现拉肚子的情况应立即就医。

第九节　长期拉肚子有什么危害?

偶尔一两次的拉肚子，通常会被大家忽视，而如果出现长期的拉肚子，就不容忽视了。能够引起腹泻的原因总共就那么几种，但基本上都是有时效的，也就是说一般不会导致长期的拉肚子，比如说着凉、吃了什么不干净的东西等，如果出现长期的腹泻，还是应该及时去医院检查，排除一些器质性的病变。那么长期拉肚子有什么危害？

（1）腹泻可引起贫血：由于消化吸收的障碍，蛋白质及其他造血原料的吸收减少，可引起贫血，出现指甲、手掌、皮肤及口唇、眼睑结膜等处颜色苍白，疲倦乏力，头晕耳鸣，注意力不集中等贫血症状，甚至可出现营养不良性水肿。

（2）腹泻可降低身体的抵抗力：腹泻引起的营养不良、贫血及维生素缺乏等，可使人体对传染病及各种感染的抗病能力减弱，炎症容易扩散，也可使组织再生及外伤愈合能力减弱，受伤后伤口不易愈合。

（3）腹泻可引起水、电解质失调和酸碱平衡紊乱：小肠黏膜病变可直接影响人体对水分的吸收，肠腔内高渗透压会使血中部分水分向肠腔转移，最后由大便排出，使机体丢失大量水分。当水分丢失不超过体重的 5% 时，机体还能代偿。一旦超过 5% 便无法代偿，就出现一系列水、电解质失调和酸碱平衡紊乱现象。

（4）腹泻能引起营养不良：众所周知，胃肠道是人体吸收营养物质的唯一途径，摄入的食物和其他营养物质在胃肠道消化和分解后，有用的部分被吸收，无用的残渣由大肠排出。腹泻时，人体对营养的吸收发生严重障碍，能量供给不足，使人感到头昏眼花、口干舌燥、四肢疲乏、心慌气短，甚至出现营养不良的表现。

（5）腹泻可导致维生素缺乏：长期腹泻可直接影响机体对维生素的吸收，引起维生素的缺乏。有些人腹泻日久后出现皮肤头发干燥，头发失去正常光泽和滋润，有散在性脱落，产生早秃现象，此为缺乏维生素A所致；又如，有些人出现舌炎、口角炎、多发性神经炎，这是缺乏维生素B的结果。

腹泻的原因非常复杂，变化多端。因此，不能简单的满足一般对症治疗，以免延误病情，给身体带来大的损害。无论急性、慢性腹泻都应及时就医，首先把引起腹泻的原因搞清楚，才能针对性地合理用药。

如果有腹泻或腹泻与便秘交替发生，粪便中有黏液或血液，全身消瘦，贫血，排除结肠、直肠癌的可能性，不能轻率地服用止泻药，掩盖了病情。

腹泻虽然对身体可以带来危害，但从某种意义上讲，又是人体的一种保护性机能，可以通过腹泻把细菌毒素和毒物排出体外，在中医理论中很重视“下法”，就是运用泻剂以清热排毒，推陈腐于体外，痢疾初起也常用“下法”治疗，所以不能见泻止泻，更不能发生腹泻就自己随便服用止泻药。

第十节　拉肚子怎么办?

拉肚子看似是一件很平常的事情，但其实也是一件让人非常痛苦和尴尬的事情，尤其是关键时刻拉肚子，总会不知不觉地影响正常的生活、工作和学习，甚至给身体带来一些严重的危害，那么，面对拉肚子的情况，有哪些解决办法呢?

养成良好的生活习惯：生活起居要有规律，要积极参加体育活动，保持乐观的精神状态，也可有助于改善消化道的功能。

纠正不良饮食习惯：忌食大鱼大肉，肥甘厚味之品。在初期的腹泻时注意要增加进食流食的比重，比如米粥、去油肉汤、稀藕粉等，待腹泻情况稍好再增加半流食的比重，需要减少进食含纤维的食物，因为此类食物会起到润肠通便，加速胃肠的蠕动，促进排便。注意增加摄入蛋白质，减少摄入高糖分食物，少食辛辣食物，禁止饮酒，对摄入脂量及摄入盐量要做到严格把控，每日三餐食用适量食物，不可饱腹。注意增加豆制品的摄入，多食五谷杂粮，增加新鲜蔬菜的摄入，但是要注意的是所进食蔬菜是含纤维量低的蔬菜，如丝瓜、茄子、冬瓜、土豆、南瓜、胡萝卜，注意均需去皮煮熟后食用。严格控制甘蔗等高糖含量水果。在腹泻期，需要注意禁止进食各种粗粮、核桃、杏仁等坚果，不可进食生的水果及蔬菜。除此之外，注意不可食用油条等油炸食物，多以煮、焖、蒸的方式烹调。

多喝水，及时补充微量元素：腹泻患者由于大量的排便，导致身体严重缺水和电解质紊乱，此时必须补充大量的水分，含有氯化钠、氯化钾和葡萄糖、枸橼酸钠的补液盐是理想的选择，因为它们能补充体内流失的葡萄糖、矿物质，并且调节钾、钠电解质、水分酸碱平衡；而胡萝卜汁、苹果汁、西瓜汁等不仅能补充水分，而且可以补充必需维生素，也是很好的补充品。它们都是防止机体因腹泻而脱水和虚脱的良方。

腹泻有感染性与非感染性之分，感染性腹泻是由细菌、病毒、真菌、寄生虫等病原体引起，如菌痢、细菌性食物中毒、病毒性肠炎等；非感染性腹泻常见于受凉、消化不良、胃肠功能紊乱及甲亢、糖尿病、尿毒症等全身性疾病。感染性腹泻是人体自我保护的一种体现，借此可排泄掉一部分毒素，对人体有益，如果盲目止泻，对病情转归反而不利。原则上讲，止泻药只适用于非感染性腹泻，而感染性腹泻一般不用，尤其是在急性期，炎症及中毒症状（如高烧）较明显、脓血便较多时，应视为止泻剂的绝对禁忌；到了恢复期，病情明显好转，大便不带脓血，仅是水分较多时，可短时服用止泻剂。

第十一节　令人烦躁的肛门坠胀是怎么回事?

肛门坠胀通俗理解就是总感觉臀部肌肉及其他组织在往下坠，好像是一种说不清道不明的感觉，有想解大便的感觉，重者可表现为里急后重，即实质上无便可排，却反复有便意。肛门坠胀多在劳累后加重，或下午加重。有的人肛门坠胀与体位有关，有的站时坠胀轻、坐下坠胀重，有的站时重，坐位时轻；有的与排便有关，在排便后加重。患者常感觉肛门坠胀难忍，有时放射到腰骶、臀部及大腿。它是肛肠科疑难病症之一，并不是一个独立疾病，而是多个系统疾病引起的一个症状。

肛门坠胀感站在中医的角度解释为由于外感六淫、饮食不节、房劳过度、内伤七情等致病因素，风邪、热邪、燥邪侵袭人体，以致肛门大肠局部气血不和，经络阻滞，湿热、瘀血、浊气凝聚不散而产生肛门坠胀不适。

其实肛门坠胀感的发生有许多原因。肛管直肠周围的增生性疾病，如结直肠息肉、肛乳头肥大、直肠癌、肛乳头瘤等疾病，这些增生的组织刺激肛管直肠周围自主神经，从而使患者产生肛门坠胀的不适感觉。炎症性疾病，临床上常见的疾病有肛窦炎、肛乳头炎、高位肛周脓肿、结肠炎、直肠炎、慢性盆腔炎、前列腺炎等，这些炎症性疾病导致肛门直肠局部组织或者临近组织发生炎性充血、水肿、渗出等病理变化刺激肛门、直肠及其周围自主神经从而导致肛门坠胀。脱垂性疾病，如直肠前突、肠脱垂、会阴下降综合征等，这是因为肛管直肠组织或周围组织结构位置下移，刺激了肛周神经，使肛门功能异常或感觉异常，引起肛门坠胀感。痉挛性疾病，如耻骨直肠肌综合征、盆底失弛缓综合征及肛门内括约肌失弛缓症等疾病，这些疾病使肛门或肛门周围骨盆内肌肉组织不协调收缩导致排便异常，进而导致感觉异常所产生的临床病症。发生于盆腔的压迫性疾病也可以导致肛门坠胀感，这是因为盆丛神经是支配直肠及周围器官的主要神经，而骶神经是盆丛神经的重要组成部分，所以机体结构组织改变或占位性病变等压迫骶尾部神经或者肛门直肠自主神经会产生感觉障碍，即感觉肛门坠胀不适，在临床上常见的疾病有腰椎间盘突出症、子宫后位、骶部肿瘤、直肠子宫内膜异位症、盆底疝等。手术刺激也可产生肛门坠胀感，临床上经常见到一些患者做完肛瘘挂线术、外剥内扎术和吻合器痔上黏膜环切术等手术后，出现肛门坠胀的症状。不过，以上由于疾病导致的肛门坠胀，大多数患者在原发疾病得到解决后，肛门坠胀感一般会消失。

还有一种肛门坠胀感是由于肛门直肠自主神经功能紊乱、失调而产生，这样的患者常常自觉有肛门坠胀感，但是肛门镜检和指检均无阳性体征，有学者解释这可能与人的情绪和心理状态有关，如多疑善感、恐癌心态的人常常容易发生。

当出现肛门坠胀感的时候，会在一定程度上影响正常的工作和生活。所以出现无法缓解的肛门坠胀感时就需要及时就医找到原因，然后进行相应的治疗。

第十二节　肛门坠胀有什么治疗手段?

如果自己有肛门坠胀感需要怎么治疗呢? 如果只是在排便前出现的肛门坠胀，没有伴随其他症状，这属于正常的生理反应，无须进行治疗；当肛门坠胀感明显影响正常生活时，则需予以相应治疗。

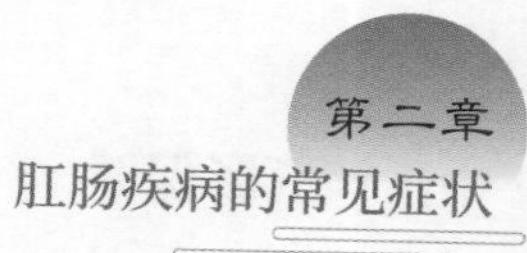

一、中药内治法（中药内服）

中医治疗肛门坠胀讲求辨证论治，将其分为气滞血瘀证、脾虚气陷证、湿热下注证等证型进行相应治疗。对于相应证型予以相关中药方剂药物治疗。

二、中医外治法

肛门坠胀局限于肛门部，因此，对于此病建议局部用药，效果更佳，中医外治法则是针对肛门直肠局部用药治疗，包括中药坐浴、中药保留灌肠、肛内塞药等治疗方式。中药坐浴可促进肛门部血液循环，使气血流畅，达到缓解肛门坠胀的目的；中药保留灌肠可达到清热解毒、行气活血、消除肿胀等作用；肛内塞药多采用栓剂，如肛泰栓（图 2–2）等大便后塞肛，主要目的为改善局部循环，减轻或消除局部

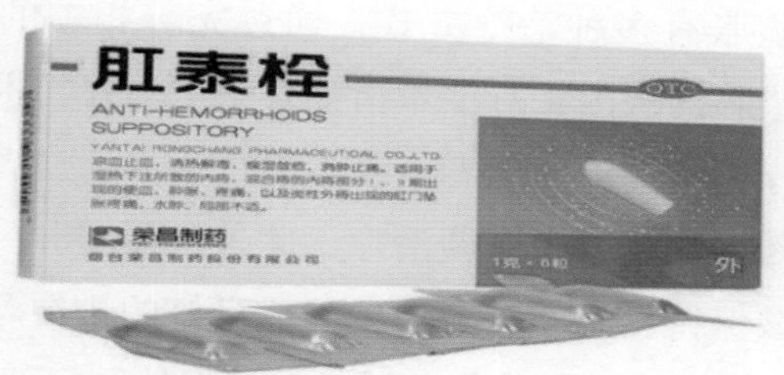

图 2–2　肛泰栓

炎症、水肿，缓解因肛窦炎、直肠炎等疾病所导致的肛门坠胀。

三、中医特色治疗

包括穴位敷贴治疗、隔物灸治疗、针灸疗法等，其中针灸治疗肛门坠胀，具有操作简单、安全、经济等优点，又避免了药物带来的副作用，在肛门局部选取穴位进行针刺治疗，可以起到行气活血、舒经通络的作用，能改善局部气血运行，从而缓解肛门坠胀。

四、手术治疗

原发病引起的肛门坠胀，如内痔脱出、肛窦炎、高位肛周脓肿和直肠黏膜内脱垂等，有手术指征可以采取手术治疗，术后可配合中医中药治疗，可以取得更好的治疗效果及促进创面的愈合。

肛门坠胀有多种治疗方式，通过完善相关的检查明确引起肛门坠胀的病因，有手术指征者手术治疗，术后可配合中医药治疗；病因不明确者，或不愿行手术治疗者可以对症治疗；西药治疗结合中医药治疗。此外，预防肛门坠胀也很重要，应该保持良好饮食习惯，养成良好的排便习惯，戒烟酒，不要过量进食辛辣油炸肥腻之品，保持肛门部的卫生。

第三章
混合痔的防治

第一节　为什么我不吃辣椒还会长痔疮?

临床上，经常听到患者发出这样的疑问：“医师，我平时基本上都不吃辣椒，怎么我还会得痔疮啊?”在大家心目中，辣椒已经与痔疮划上了等号。然而吃辣椒就等于得痔疮，痔疮就是吃辣椒引起的吗?

饮食辛辣是引起痔疮的一个重要原因，但绝对不是唯一原因。同时，饮食辛辣也不仅仅是指吃辣椒。

中医所指的辛辣。辛，是中医药五味中的一味，其所代表的药物具有发散、行气、行血的作用。辣，则是对一种味觉感官的描述。辛辣二字组合在一起代表哪些具有刺激性味道的食物呢?包括姜、蒜、酒、韭菜、葱、辣椒、胡椒等一系列食物，绝不仅仅指辣椒一物。所以有部分患者可能只是在吃辣椒方面注意忌口，却在饮酒或者其他辛香调料等同样属于饮食辛辣范畴没有注意。

辛辣之物是如何使人们患上痔疮的呢?过食辛辣会损伤脾胃，脾胃为后天之本，运化水谷精微。当脾胃受到损伤时，运化水谷的功能就会失常，饮食水谷堆积难以运化，久而久之就会蕴生湿热。湿热在体内，多会往人体下部蕴积，那么湿热下注就常常凝结于肛门，堵塞不痛就发为疼痛，红肿难消，邪无出路，火热之邪又易耗血动血，逼迫血脉，离经之血速生，溢于脉外或郁于脉内，形成湿热瘀三者互结的焦灼之势。同时，过食辛辣易使肠燥津亏或湿热蕴结肠道，使得大便秘结或大便黏腻、大便次数增多，这些大便习惯的改变都会使得痔疮症状加重。

痔疮通常是由多种原因共同造成的，饮食只是占其中比较重要的一部分。湖南人喜食辛辣，而广东人少食辛辣，但就痔疮的发病率而言，二省并没有特别显著的差异。由此可见，饮食在痔疮的发病中不是决定性因素，只是重要因素。中医认为，久病、劳累使得脏腑虚弱，脾不统血，固摄不全，血溢脉外；房事过度、月经不调、妇人妊娠、便秘、情志因素、遗传因素等都可成为痔疮发生的重要诱因。所以，平时对痔疮的“照顾”绝对不能仅仅从饮食注意，而要全面综合地调节自己的生活习惯。

第二节 “十人九痔”是真的吗?

人们常说“十人九痔，十女十痔”，这是真的吗？痔疮的发病率真的这么高吗?

先来认识一下，什么是痔疮。痔疮是直肠末端黏膜下和肛管皮下的静脉丛发生扩大曲张所形成的柔软静脉团，是临床的常见病、多发病，20 岁以上的成年人多发。通俗一点来说，就是肛门周围皮下静脉血管发生了扩张膨胀，在皮肤的包裹下渐渐凸起，多出了一块“肉球”（图 3–1），就是人们所说的痔疮。

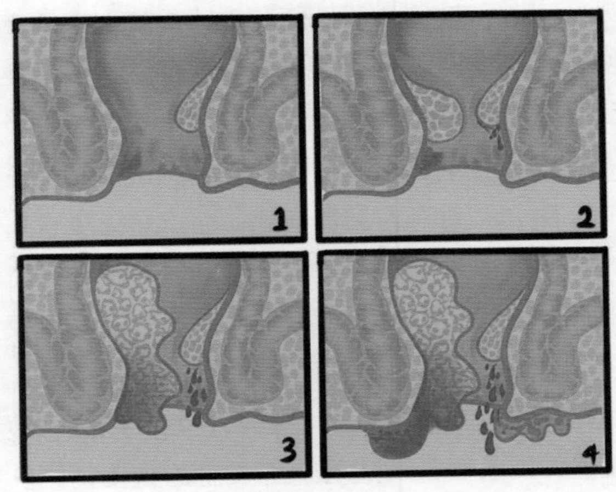

图 3–1　痔疮

根据痔疮的位置不同，可分为内痔、外痔及混合痔。肛门里面有一条分界线，名为齿线。内痔是发生于齿线之上的痔疮，外痔是齿线之下的痔疮，混合痔是内痔及外痔相互连通吻合而成的。其中，外痔又分为了结缔组织性外痔、静脉曲张性外痔、血栓性外痔及炎性外痔。内痔主要以便血、坠胀、肿物脱出等症状为主，外痔中除了血栓性外痔之外，大部分外痔都是以自觉肛门坠胀或肛门异物感为主要表现，而血栓性外痔会引起剧烈疼痛。对于内痔、外痔及混合痔的区分，大家可以简单地理解为内痔是更里面，平时没有脱出时很难摸到，外痔是更靠近肛门边缘，平时就能摸到一点，混合痔就是二者都有，且混合在一起。

国内临床统计肛周疾病的发病率大约在60%，痔疮在肛周疾病中占比大约是80%。根据这个数据来看，痔疮的发病率在肛周疾病中确实占了很高比例，但似乎并没有达到所谓“十人九痔，十女十痔”。这一数据只是临床统计，痔疮有一特殊性，没有明显症状或症状比较轻微的患者不需要进行特殊治疗。同时，因为肛门这一特殊位置，有许多患者能忍则忍，不到忍无可忍时绝不来医院就诊。因此，这一数据必然是低于实际痔疮的发病率的。而女性，因为生理构造、排便习惯及怀孕等原因，患痔疮及痔疮发作的概率较男性更高，尤其是女性怀孕之后，痔疮是困扰她们的一大问题。所以一般来说，“十人九痔，十女十痔”这句话稍有夸张，但这也从侧面体现出痔疮发病率确实很高。

第三节　痔疮会遗传或者传染吗?

遗传病是指通过一定的遗传基础，并按一定的方式传于后代发育形成的疾病。传染病是指是由各种病原体引起的，能在人与人、动物与动物或人与动物之间相互传播的一类疾病。

痔疮并不是由某种病原体（细菌、真菌、病毒等）引发的疾病，更不可能有什么途径可以在人与人、动物与动物或人与动物之间传播了。所以，痔疮不是传染病，也就不可能会传染。

那么痔疮会遗传吗？在痔疮的发病因素中确实存在一个遗传因素，但是这种遗传因素并不是与其他遗传病那样直接遗传。痔疮发病的遗传因素在于先天可能存在生理缺陷，比如先天性血管壁较薄，血管承受压力能力更弱，这些因素只会加大其患痔疮可能性，而不是一定会患痔疮。痔疮的发生更多的是与人体直立行走的特性、天生的生理构造及排便习惯等相关，与遗传并没有太多直接联系。

那为什么感觉许多痔疮都是“群体性”发病呢？比如一家人都患有痔疮。这与家庭的生活习惯相关，痔疮本就是多发病，假设一个家庭平日喜食辛辣，平时生活作息也不规律，喜欢熬夜吃夜宵等，那么一家人同时发病的情况也是很常见的。

第四节　得了痔疮会有什么症状?

痔疮作为肛肠科最常见的疾病，基本上家喻户晓无人不知，但它也因此背了不少黑锅，因为只要肛门处出现不适，就会被认为是痔疮犯了，那得了痔疮具体都有哪些表现呢？是不是没有症状就是没有患痔疮呢？

痔疮有五大临床表现。

一、便血

大便带血是痔疮最常见的症状，大多数患者表现为大便之后少量出血，可能是手纸擦拭时纸上有一些鲜红色血迹，或者大便之后滴出 1 ~ 2 滴鲜血。大便带血的情况也可能不是每天发生，在饮酒、饮食辛辣、劳累或者便秘情况出现时会有所加重，平时作息规律、大便通畅时并无便血的情况出现。在这种情况下，若依旧我行我素，不改变排便习惯及生活习惯的话，便血情况往往会加重，即大便之后出血会增多，甚至可能发展成喷射状出血，甚者在咳嗽、打喷嚏或者负重之后，都会有鲜血从肛门处流出，严重影响生活，长此以往可导致贫血。便血量不多时，可以通过口服裸花紫珠片（图 3-2）来清热解毒、收敛止血。

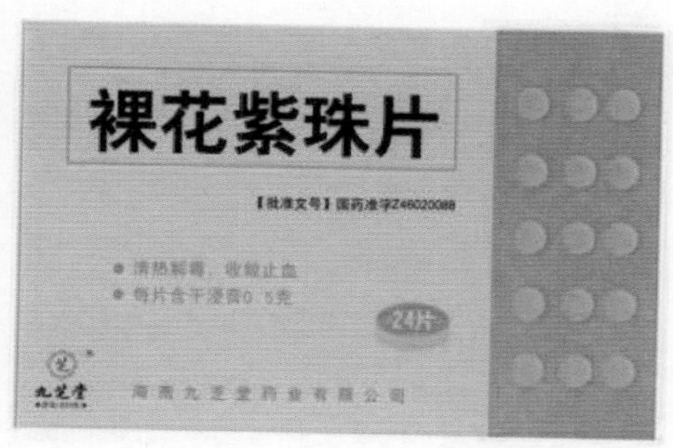

图 3-2　裸花紫珠片

但需要注意的是，痔疮导致的出血，往往是鲜红色的血液，血液不与大便混合，常常附着于大便表面，并且在大便之后往往可以自行止住。如果与大便混合的血液呈暗红色，甚至咖啡色，那么就要警惕是否是其他疾病导致的出血。

二、脱出

脱出也是痔疮的一大主要表现，一开始可能在擦屁股的时候感觉擦到了一个小肉疙瘩，等擦完后又消失不见了，下一次大便的时候，它又会冒出个头，这就是脱出的内痔。渐渐的小肉疙瘩会出来得越来越频繁，也越来越大（图 3–3），逐渐的大便之后它就不能自己缩回去，或者只能自己缩回去一部分，此时要用手将它“请”回去。

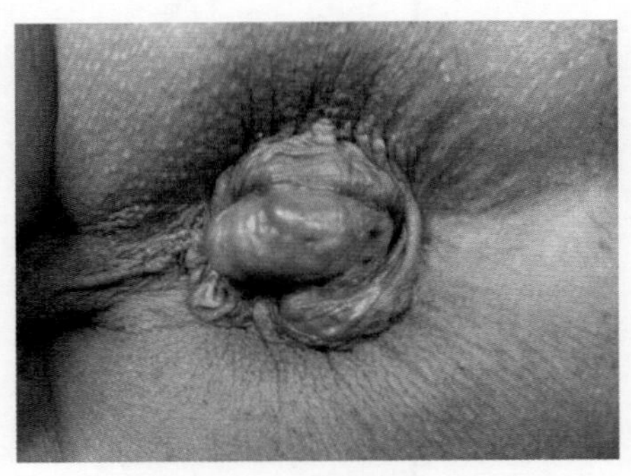

图 3–3　痔疮脱出

也有一部分患者，外痔部分比较明显，会经常感觉肛门周围有一团或者一圈肿物，这些突出的部分是无法完全塞回肛门的，按压可能伴有疼痛。如果脱出的症状通过调节生活习惯仍然在逐渐加重，或者突然出现明显的改变，一定要及时到医院就诊。

三、疼痛

部分痔疮会导致肛门疼痛，一般情况下，内痔部分只有在脱出之后无法回纳，发生嵌顿，进而出现水肿、血栓形成或者糜烂坏死时才会出现剧烈的疼痛（图 3–4）。而外痔部分在排便之后经过摩擦或用力排便之后，可能会出现剧烈疼痛或触痛或灼烧痛感。

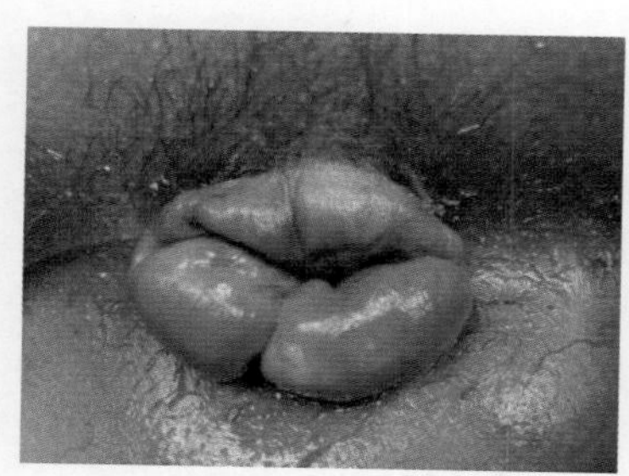
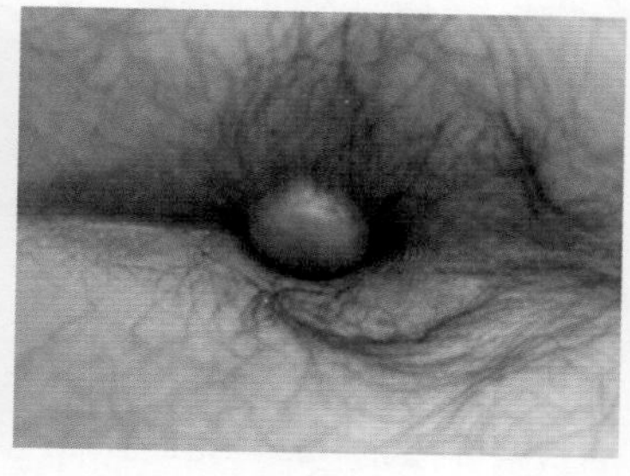

图 3–4　疼痛的痔疮

四、肛周潮湿、瘙痒、异物感或肛门坠胀感

若长期存在痔疮脱出的情况，肛门括约肌随着痔疮脱出部分越来越大，会越来越松弛。而痔疮本身因为被反复的摩擦会产生分泌物，这些分泌物附着在痔疮表面，随着痔疮的脱出而流出来。偶尔腹泻次数较多的患者还会分泌少许肠液，肠液也会因为肛门括约肌的松弛而慢慢从肛门流出来。这些都会导致肛门周围长期的潮湿感，受到这些分泌物的刺激，久而久之，肛门周围皮肤会出现瘙痒。而随着内痔部分越来越大，肛门括约肌越来越松弛，内痔的痔核会挤压肛门括约肌，从而产生肛门坠胀的感觉。若内痔长期脱出于肛门外，或者外痔较大，那么在活动或者休息时都会感觉到肛门有一团异物，从而影响日常生活。

五、便秘

并不是所有痔疮都会导致便秘，但是痔疮患者往往伴随着便秘的症状。其中一部分患者患痔疮之后，因为排便时疼痛、出血或其他情况而惧怕排便，从而会控制自己排便，减少排便次数。而这些行为会导致大便在肠道内长期停留而越发干结，越发排出困难，因此形成了习惯性便秘同时也使痔疮症状加重。还有一部分患者，因为本身长期患有便秘，没

有良好的排便习惯，如长时间蹲厕、用力大便等，而导致痔疮，又因为痔疮进一步加重便秘，从而形成恶性循环。

平时养成良好的排便习惯、生活作息规律，不要等到出现明显症状时才开始改正。其实，痔疮也是一个“有礼貌”的疾病，一般情况下，只要生活中多加注意不去“折磨”它，痔疮也不会对生活带来太多困扰。

第五节　小朋友也会得痔疮吗?

痔疮是一种常见病、多发病，尤其好发于成年人。虽然在成年人中多发，但是并不意味着儿童或者青少年就不会患痔疮。未成年人患痔疮的也有很多，不过大部分没有明显症状或症状较轻，也有少部分青少年有较明显症状。为什么小朋友也会得痔疮呢?

（1）小朋友因为上课、做作业，需要长时间坐着不动，有时候因为上课，小朋友会有憋大便的习惯，等到下课去厕所，便意已经消失了，大便挤压在直肠之中，容易诱发痔疮。并且憋大便会造成大便干结，干结的大便在排出时则更容易诱发痔疮。

（2）小朋友的饮食容易不规律，大部分小朋友在下课之后，都会在学校门口买点“垃圾食品”，回家路上边走边吃，这些“垃圾食品”大多数是辛辣刺激之物，久食容易导致便秘。

（3）小朋友在排便时不会刻意控制排便时间，有时候排便时间过长也是诱发痔疮的一个重要因素。

（4）先天性的静脉壁薄弱等生理结构异常导致。

通过以上分析，可以看到痔疮的发生与许多因素相关，人体的生理结构决定人们本身易发生痔疮，那么小朋友不注意饮食、排便习惯的话也会患痔疮的。

第六节　痔疮好发于哪些人群？

痔疮这一疾病在成年人中多发，但是相对而言，在部分人群中发病率会更高一点。

从职业角度来说，机关干部、汽车司机、售货员、教师等久坐久站职业从业人员患病率较高，主要原因是这些人久坐久立，人体处于一种固定姿态，从而影响血液循环，使盆腔内血流缓慢和腹内脏器充血，引起痔静脉过度充盈、曲张、隆起，静脉壁张力下降。又因运动不足，肠蠕动减少，粪便下行迟缓，或因习惯性便秘，压迫静脉，使局部充血和血液回流障碍，引起痔疮静脉内压升高，静脉壁抵抗力降低，则导致痔疮发病率增多，而这些人的痔疮严重程度也与工龄有密切联系，比如汽车司机，患痔者随着开车工龄的延长而增多，载重汽车司机患痔者较轻便汽车司机高一倍，这是由于驾驶载重汽车和驾驶轻便汽车的体力负荷及从驾坐上巅簸程度不同导致的。而经常变换体位，如工人等职业从业人员发病率相对较低。

从年龄角度而言，随着年龄增加，痔疮的发病率会稍有提升，但相对而言，老年人痔疮症状会更为严重，这与年龄的增长、活动量减小、胃肠道蠕动减弱、血液循环障碍和肛门局部充血有关。另外，由于老年患者常伴随一些慢性基础性疾病，如心功能不全、肝硬化门脉高压、盆腔肿瘤、排尿困难等都会造成腹内压升高，影响腹腔静脉回流及直肠静脉血液回流，进而引起痔疮发作。老年人肌肉较为松弛，本身推动静脉血液回流动力已经不足，肛门括约肌的松弛也会导致痔疮脱出越来越厉害，症状越来越明显。

从性格角度来说，思虑较多或脾气暴躁的人患痔疮概率更高一些。中医认为过思伤脾，从而导致脾失健运，湿热内生；而怒则伤肝，易导致肝疏泄失调从而导致气滞，气滞则导致大便秘结，从而增加痔疮发生可能性。有研究表明肛肠动力学与精神心理因素相关，便秘与焦虑、抑郁等情志因素有关。所以情志失调可直接或间接导致脏腑功能失调，导致痔疮发生。

综上所述，痔疮的好发人群以久坐久站、思虑较多的中老年人为主。

第七节　痔疮长期不管，有什么危害？会癌变吗？

通过前面的问题，我们知道，大部分的人都会有痔疮，那痔疮长在肛门这么尴尬的地方，如果不想去治疗，会有什么危害呢？痔疮不会最后发展成为癌症吧？

首先，“保养得当”的痔疮是可以不进行特殊治疗的，那么这个“保养得当”是指什么情况呢？即痔疮没有很明显的症状，或者只是偶尔有少量的便时出血或脱出。这种情况下多加注意，症状不加重或者没有明显不适的话并不会对身体造成影响。

那么有明显症状的痔疮不进行治疗会有哪些危害呢？

（1）对于大便之后，出血较多的患者，如果不进行治疗，长期的血液流失会导致贫血，严重者会重度贫血，那么就会继发头晕、乏力、免疫力低下等症状，甚至出现失血性休克。

（2）对于大便之后，内痔会脱出的患者，如果不进行治疗，或者平时不注意将脱出部分回纳，那么脱出的部分会继续变大，最后可能大到用手也无法回纳，形成痔嵌顿。痔疮在嵌顿之后会产生剧烈疼痛，因为嵌顿导致痔核部分血液循环受阻，从而出现坏死，并且十分容易感染，感染之后可能会出现肛门周围红、肿、热、痛，甚至继发肛门周围其他疾病，还可能出现全身发热等症状，严重的话会危及生命。

（3）对于本身就存在肛门疼痛、肛门瘙痒、肛门坠胀不适等肛门症状的患者而言，长期的肛门不适一定程度上会影响日常生活，对行走、坐立甚至休息都会造成影响，这些症状如果不进行治疗处理或者治疗不彻底，不解决根本问题的话，就很容易反复发作，甚至逐渐加重。

那么如果放任痔疮不管，它会变成癌症吗？

痔疮是不会发生癌变的。但是许多直肠癌、肛管癌的症状与痔疮相似，初期表现都是便血或脓血便（血液中往往带有红色鼻涕样黏液），大便习惯或大便性状的改变（大便次数增多或困难、大便变细、肛门坠胀伴排便不尽感等），这些症状往往难以与痔疮症状区分开，许多人误以为只是痔疮发作而不及时就诊，那么就很容易导致癌症治疗错过最佳时期。所以，在疾病出现早期症状时，要明白这些都是身体给出的信号，要重视这些信号，及时到正规医院就诊，这样才是对自己的身体负责。

第八节　得了痔疮必须要做手术吗？

痔疮的发病率这么高，那么只要得了痔疮就都要做手术吗？明明症状一样，为什么有的人需要做手术，有的人不需要做手术呢？哪些人不能做手术呢？

痔疮为一种常见疾病，并不是一出现，就要治疗的。前面的问题中有说到，前期没有明显症状的痔疮是不需要治疗的。同样，并不是所有痔疮都需要做手术的。那么，哪些痔疮需要做手术呢？

总体来说，反复发作、症状明显者，以及经过非手术治疗痔疮症状得不到缓解的患者，可以采用手术治疗。比如症状反复出现，像长期间断性或持续性大便带血或便时肛内肿物脱出，长期反复的肛门瘙痒等。同时症状比较突出，如便血量较多或者脱出较为明显，肛门坠胀、肛门瘙痒已经影响正常生活休息。有这些情况的痔疮是需要手术治疗的。

如果只是偶尔少量的便血或者偶尔少许肛门肿物脱出，通过自身饮食、作息调整可以得到改善，那么这样的痔疮一般不需要治疗。

需要治疗的痔疮，可以先选择非手术治疗方法，如内服中药或口服一些降低血管通透性、改善静脉回流的药物，如

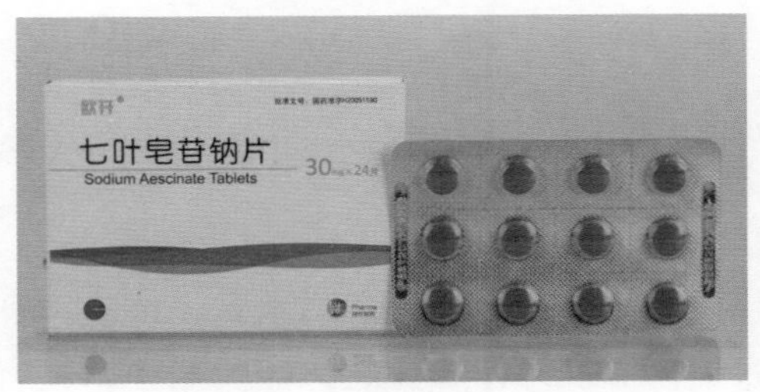

图 3–5　七叶皂苷钠片

七叶皂苷钠片（图 3–5）；或外用中药洗剂坐浴，如复方芩柏颗粒；或者选择肛门内塞药治疗，如肛泰栓等栓剂；或者使用肛泰软膏等膏剂外用。如果非手术治疗方法没有取得明显的效果，或者效果不令人满意，无法改善症状的话，在排除手术禁忌证的情况下可以进行手术治疗。

简单来说，就是反复发作、症状明显达到了手术指征，同时又没有手术禁忌证的患者需要进行手术治疗。听从医师的建议，在不同的阶段选择不同的治疗方式。

第九节　微创手术就是最好的吗？微创手术是随治随走吗？

前面的内容已经介绍到，痔疮的治疗方法有很多，随着现代医学技术的发展，越来越多的微创技术涌现，而微创技术“伤口小、恢复快、轻疼痛”的特点，让很多人只要听到要做手术，第一反应就是微创手术是最好的！那微创手术真的就是最好的吗？

手术本身就是一种创伤，无论微创或者传统手术，都要在人体上留下一道印记，这是毋庸置疑的。但是现代人无论是对生命长度还是生命质量的要求都到了从未有过的高度，所以很多患者总是希望通过最小的创伤，获得最好的治疗效果。但微创终究也是一种创伤，那么能不能做微创，或者能做怎样的微创，都是基于一个最基本的理念：最大程度地切除病变组织，以及最大程度地保留正常组织。

传统的混合痔外剥内扎术，是混合痔手术的“金标准”，虽然其术后容易出现疼痛、水肿等并发症，但其痔疮切除的较为彻底，复发率较低也是其最大的优势。现在各种微创手术，都是通过更小的切口来进一步降低术后的疼痛，促进患者术后早期下地活动，减少术后并发症等，但其治疗效果有限也是其缺点。

每一种治疗方法都有其适应证，不是绝对化的哪个更好。在保证治疗效果和安全性的前提下，伤口当然是越小越好，但关键是，绝不能为了“微创”而“微创”。所以该不该微创，如何微创，最好是听医师的建议。

“不住院、无痛苦、随治随走”，这句广告在痔疮治疗中出现频率颇高，吸引很多痔疮患者跃跃欲试，那痔疮真的可以随治随走吗？

其实，有些轻微的痔疮，比如血栓性外痔、一期二期内痔等单纯的肛周疾病是可以在门诊行局部麻醉手术的，术后观察一段时间，可以离开医院，但术后仍然需要定期随访换药，观察伤口变化。

而随着现代社会节奏的变化，很多人都是不愿意花太多时间在看病这件事上，直到肛门出现明显不适时，才会求助于医师，那这种时候真的可以不住院，随治随走吗？实际上“不住院、无痛苦、随治随走”是很多医院吹嘘的噱头，主要原因包括以下几点：

（1）由于肛周的手术无法保证无菌，大部分混合痔术后患者，都需要运用抗生素来预防创面感染；

（2）混合痔术后可出现疼痛、出血、尿潴留等并发症，在医院出现上述问题，会有值班医师第一时间来帮你解决，而一旦在家发生上述情况后是无法自行处理的；

（3）不住院不代表花费少，现在全民医保普及，住院的费用大部分都可以报销，而门诊的费用是不能报销的，后续的开销甚至更高；

（4）较严重的混合痔手术，局部麻醉的麻醉范围和深度是有限的，需要腰麻或者全麻状态下进行的，患者更轻松，手术成功率也更高；

（5）机体创伤的恢复有自己的规律，不管是微创还是传统手术，彻底愈合都需要20天左右，而且每天的伤口都会发生变化，需要专业的肛肠科医师换药来判断。

肛门是人体的一个重要器官，需要大家细心呵护。

第十节　混合痔术后还会复发吗?

在临床上有很多患者因为怕痔疮复发而拒绝接受治疗，认为反正切了也还是会长，那为什么要切呢？拖的时间越来越久，使得病情越来越重。那么痔疮手术后到底还会不会复发呢？

其实，痔疮在接受手术后确实有复发的可能性，并且其复发的概率还不低，这是因为痔是一种血管病变，而人长期处于坐位、站位可能会引发痔病。不要以为接受了手术治疗就彻底好了，要知道手术只是把原来的痔核摘掉，如果没有好好保养，直肠跟肛管的痔静脉照样会瘀血，继而产生新的痔核。

从医学角度来说，痔疮手术以后理应不会再复发，但临床上却仍然有做第二次，甚至第三次手术的患者。这到底是为什么呢？原因比较复杂，有以下几个原因。

一、隐藏的小痔疮发作

一般痔疮形成后也许不只是一个痔疮，很有可能同时有几个痔疮，医师肉眼能看到的大的痔疮可以切除，但还有很多小的，看不到的没有被切除，时间长了如果平时不注意护理，自然又长出来了。比如外痔患者切除了外痔，但是患者原来有比较轻微的内痔，做完外痔手术后病好了，然后患者就不再注意饮食生活，从而使得内痔加重，又出现便血、脱出等症状。

二、手术方式的选择

患者接受传统痔疮手术，比如注射疗法、激光、冷冻等方式，只是使痔核枯萎，并没有彻底切除痔疮，如果以后生活习惯不注意，这些原本的病灶又充血，就会形成血栓、脱出、便血等痔疮复发的情况。

三、合并其他肛肠疾病

如果其他肛肠病如肛裂、肛瘘等做手术后，不注意护理，也是可以形成痔疮的，如肛裂就能够形成结缔组织外痔。

四、职业因素

久坐久立也是痔疮的常见发病因素，上班族、司机等可能难以避免，所以有空的时候多做提肛运动或者上下班时别坐电梯，直接走楼梯也能达到相应的锻炼效果。

防止痔疮复发需要医师和患者的密切配合，缺一不可。医师要严格把握好手术指征，手术时在确保肛门不会狭窄的前提下，尽可能将痔疮切除干净。术后皮赘如果非常大，可以局麻下切除。对于患者来说，要防止痔疮复发，首先术后一定要保持大便通畅，避免便秘和腹泻；其次是做好术后肛周护理，便后清洗肛门，坚持坐浴，保持肛门部的清洁卫生；改善生活习惯，适当运动；饮食调整，多食蔬菜瓜果；可多做提肛运动。

因为害怕复发而选择不治疗也是不可取的，痔疮的治疗原则不是切除所有的痔疮，而是处理有症状的痔。如若长期不予处理，只会让痔疮越来越严重，并且出现一些严重并发症，影响生活。

第十一节　孕妇得了痔疮怎么办?

孕育一个新生命，期待她（他）的降临，是每个孕妈经历的最美好时光，然而，几乎每个孕妈在孕期都曾遇到过一个不易言说的尴尬问题，那就是痔疮。生活中很多孕妈因为担心用药对宝宝有影响，出现痔疮的症状后，都是选择一忍再忍，直至出现痔疮脱出后不能回纳疼痛剧烈或长期便血等无法忍受的症状时，才选择来医院就诊，不仅给自己增添了很多痛楚，也给临床治疗增加了很大难度。

孕期得了痔疮确实是十分尴尬的，孕妈们一方面担心孕期用药会影响宝宝的生长发育；另一方面又被痔疮折磨得痛苦不堪。其实痔疮久拖不治也是不可取的，要明白，任何疾病久拖不治都是有害无益的，不管什么病一定要早诊断、早治疗，才能得到最好的预后。痔疮延误治疗的话，虽然癌变的可能性极小，但还是有不少并发症，尤其是在孕期，如因为剧烈的疼痛刺激可反射性引起宫缩而导致流产。如长期的便血也会发生贫血进而影响胎儿的生长。而且一旦发展成急性痔嵌顿时，也会给临床治疗增加难度，不仅恢复慢，而且花费多，实在是得不偿失。

孕妇出现痔疮的病症时，应根据不同孕期、不同病情采用不同的处理办法。

（1）如果病情较轻，痔疮脱出很小或肛门疼痛不严重，或偶尔便时少量出血，就尽量不用药物治疗。因为大多数药物均可以通过胎盘进入胎儿体内，所以妊娠期特别是早期尽可能不要用药治疗。如便后肛门有肿物脱出，便后应及时塞回肛门内；如痔疮出现肿胀，则可用食用蜂蜜加一勺白糖搅匀，外敷痔疮起到高渗、消肿、止痛的目的；如有便秘可嘱孕妇多食蔬菜、水果，必要时加蜂蜜以保证大便通畅（血糖高的孕妇除外）。

（2）对于上述方法无效时，也应考虑使用一些较为安全的药物外用以缓解症状，如使用复方芩柏颗粒剂湿敷，应避免使用含有麝香等对胎儿有影响的药物。要在正规医院治疗，在医师的指导下用药。

（3）妊娠的前 3 个月与后 3 个月因子宫的强烈收缩可引起流产或早产，此期间应尽量避免手术，但中期如果患病较重用药无效，患者异常痛苦时，可考虑行手术治疗。

总的来说，虽然孕期应该尽量避免用药，但如果经过自我干预，症状仍然逐渐加重未见好转时，应及时寻求专业医师的帮助。

积极的预防比患病后的治疗更为重要，那孕期该如何预防痔疮的发生呢？

首先，水是生命的源泉，也是孕妈避免痔疮发生的关键，每天摄取足够的水分，有利于大便柔软，粪便顺畅的排出。其次，孕妈可多食含纤维素较高的食物，如豆类、粗粮和蔬菜水果等。此外，可适当进行一些温和的户外运动，避免久坐久站，加速肠运动；还可以增加直肠和肛门周围血液循环的凯格尔运动，对预防和治疗痔疮都大有用处。最后，由于怀孕后常常加重痔疮，所以建议女性在孕前应该先治疗痔疮，特别是便后经常有脱出的患者更应该有心理准备，及早对痔疮进行干预，避免孕期痔疮发作带来的麻烦。

哺乳期的女性如果患了痔疮，也应以保守治疗为宜，尤其是刚生产后，其痔疮主要是自然生产过度用力或剖宫产后体质虚弱导致突发痔疮或使原有痔疮加重，考虑到哺乳因素，尽量采取保守治疗，且最好不口服用药，可以考虑运用复方芩柏颗粒剂等清热利湿的中药熏洗坐浴或外敷以缓解症状，治疗无效、症状严重影响哺乳期女性正常生活时，可考虑手术治疗。

第十二节　如何预防痔疮的发生?

“十人九痔”，痔疮作为发病率最高的肛肠疾病，无人不知，无人不晓，几乎可以说是人人都有，而差别就在于痔疮是否发作，并且产生不适感。在此，有个非常形象的比喻，痔血管就如同一个水池，当进水量和出水量始终保持平衡的时候，那这个水池是风平浪静的。而当有一天，进水量突然增多或者出水受阻，则容易出现超过水池的储水量，水就会从池子里溢出来，跑到血管外边来，这个时候痔疮就发作了。大量辣椒素、酒精进入人体、孕激素和排便状态等可增加进水量；而久蹲久坐、便秘、胎儿、肿瘤和肝硬化等可导致出水受阻。能影响水池的因素可认为是炎症，如慢性腹泻、肠道炎性疾病、肛管及肛周皮炎等。炎症的刺激会造成血管壁变脆，弹性下降，水池质量下降，储水能力降低。而当这些因素出现时，就可打破水池的平衡，痔疮发作。

那平时生活中人们该如何预防痔疮的发生呢？

上班族是痔疮高危人群，工作压力大，加班熬夜，久坐久立，交际应酬，饮食与生活不规律等都是难以回避的现实，如何能做到工作与防痔两不误，下面给出几条建议。

（1）定时排便，不憋便：排便是受意识控制的，定时排便可使大便每日规律的排出，打乱排便时间易出现便意不明显，便秘等问题；经常抑制排便，可使直肠对于粪便的压力刺激逐渐失去其敏感性，对排便感觉下降甚至消失，并且粪便在大肠内停留时间过久，水分被过多吸收可使粪团干结，引发便秘。

（2）正确的排便状态：如厕时应保持姿势平坐，两腿分开呈 60°，上身前倾。精力集中，排便时不玩手机、阅读书籍、报纸等。每次排便时间控制在 10 分钟之内，不可恋战，不可努挣，实在觉得排便困难，可起身活动酝酿后再来。

（3）便后护理：便后最好用温水冲洗，外出无条件者可选择用湿厕巾擦拭，以减少对肛门的摩擦；有条件者最好安装智能马桶盖。

（4）戒烟控酒：吸烟除了危害肺部之外，也对肛门局部的血管有不良的刺激作用，所以要戒烟。酒精可以扩张末梢血管，打开入口通道，增加局部灌注量，也应该控制。如果做不到完全不饮酒，也应该选择低度酒，并控制量。

（5）合理饮食：尽量少吃洋快餐。辣椒是很多人的钟爱，但应控制量。可适当增加膳食纤维的摄入，多食蔬菜瓜果，保持大便的通畅、柔软。

（6）运动与补水：运动是促进血液循环的最好方式。水是人体最好的润滑剂和排毒剂，血液循环离不开水，所以再忙也不能忘记补水，不要等到渴了才想到喝水。

（7）及时就医：当痔疮出现发作的苗头，要主动出击，把它扼杀在摇篮中。如果痔疮不大，只是偶尔出现症状，可以通过日常调整或适当药物治疗。如痔疮水肿疼痛时，可予以七叶皂苷钠片口服以降低血管通透性、改善静脉回流，达到消肿的目的；但对于频繁出血或疼痛，或已脱垂，应该考虑非保守治疗。千万不能因担心疼痛或术后复发而拖延不治。

第四章

肛瘘、肛周脓肿与肛裂

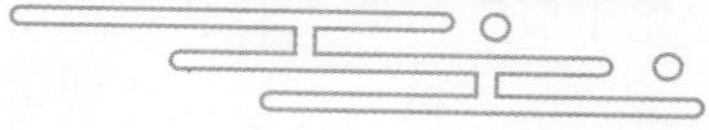

第一节　肛瘘是一种什么病？可以自愈吗？

肛瘘（图 4–1）是肛管直肠瘘的简称，是一种常见的肛门直肠疾病，其发病的主要原因是肛门直肠周围间隙感染、损伤等因素形成与肛门周围皮肤相通的一条管道，就好比“地下隧道”一样。其大多数为肛周脓肿的继发病，在我国肛门直肠疾病的发病率仅次于痔疮，尤以 20 ～ 40 岁青壮年为主，且男性的发病率远大于女性。大多数肛瘘一般都由原发内口、瘘管及外瘘口三部分组成。原发内口是感染源的主要入口，常见于肛管内侧齿状线附近的肛隐窝内。瘘管是连接内口与外瘘口的管道，在肛周皮肤下用手指左右来回触摸到的条索状物即是；瘘管走向可以是弯曲的，也可以是直的。外瘘口大多数是肛周脓肿破溃或切开引流后形成的，外瘘口可以是一个，又或者是两个及以上。

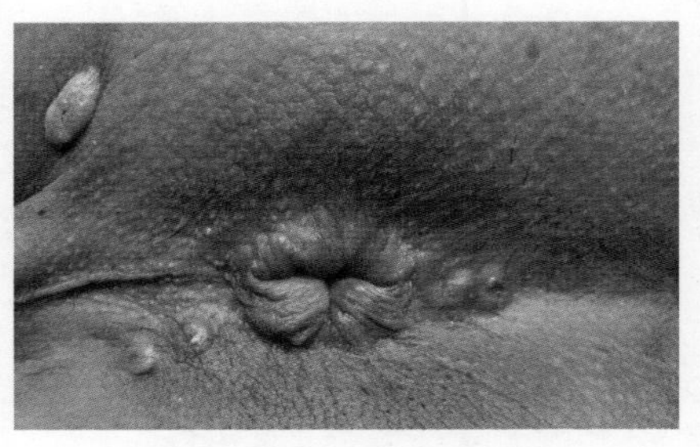

图 4–1　肛瘘

中国传统医学历史悠久，我国是最早认识“瘘”的国家之一。肛瘘中医称为“肛漏”，即肛痈成脓破溃或切开后所遗留的腔道。“瘘”病名的提出，最早见于《山海经》,《山海经·中山经》曰：“仓文赤尾，食者不痈，可以为瘘。”

目前，肛瘘的治疗仍以手术为主，手术是根治肛瘘的唯一手段。其中中医的挂线疗法是治疗肛瘘的主流术式，不但能做到一次性根治，而且能最大程度地保护肛门功能。药物治疗只能缓解疾病的发展进程，治标不治本。例如，有些患者肛周脓肿破溃后，肛周疼痛在很大程度上得到缓解，便不急于就医诊治，其实这是一种错误的观点。因为肛瘘外口形成后，会不断有脓性分泌物从外瘘口流出，从而刺激肛周皮肤产生炎症，造成肛周皮肤瘙痒。而且有些外瘘口若引流不畅，或者重新闭合后，会造成瘘管组织再次感染化脓，从而再次从原外瘘口破溃，又或是形成两个或两个以上的外瘘口，使得病情由单纯变复杂，治疗也变得复杂化，因此一旦发生肛瘘就应该及时就医诊治，因为肛瘘是无法通过自身免疫而痊愈的。此外肛门是大便排出的通道，在排便、排尿时，肛门括约肌会因为受到排便的刺激而收缩，从而使肛门括约肌处于一种痉挛状态；加上肠腔中的粪便、肠液会沿着内口进入瘘管，刺激瘘管壁，使得瘘管壁组织不断增生变厚，管腔更加难以愈合。

第二节 为什么会得肛瘘?

中医学认为肛瘘主要是因为肛痈破溃后久不收口，湿热余毒未尽；虚痨久咳或痨虫内侵，肺、脾、肾三脏受损。病因包括外感风、湿、热、燥、火等邪气，或饮食不节，劳伤忧思等，导致机体阴阳失调，经络壅塞，气血运行不畅，从而毒邪乘虚而入；或机体脾胃功能受损，内生湿热之邪，湿热下注于魄门，日久成瘘。

（1）肛痈破溃后，湿热未清，留连肌肤腠理，导致肌肤不能托毒外出，溃口久不收口成瘘。巢元方在《诸病源候论》提出："寒气客于经络，血涩不通，壅结成痈。发痈之后，热毒未尽，重有风冷乘之，冷搏于肿，蕴结不消，故经久一瘥一发，久则变成瘘也。"

（2）虚痨久咳或痨虫内侵，肺、脾、肾三脏受损，痰火下注肛门破溃成瘘，类似于西医的结核性肛瘘。

（3）外感六淫邪气：风、湿、热、火等邪气侵袭人体，湿热之邪凝聚，火毒热结，郁久肉盛化腐成脓破溃成瘘。

（4）饮食不节，内伤七情，房劳过度：饮食肥甘厚味，忧思惊恐，便秘，房劳过度等致湿热内生，湿热乘虚流注肛门破溃成瘘。

（5）痔久不愈：明·陈文治《疡科选粹》云："痔疮绵延

不愈湿热痰久，乃穿肠透穴，败坏肌肉，消损骨髓，而为之漏焉。”

（6）肛周气血运行不足：薛己《薛氏医案》云：“臀，膀胱经部分也，居小腹之后也，此阴中之阴。其道远，其位僻，虽太阳多血，气运难及，血亦罕至，中年后忧虑此患。”

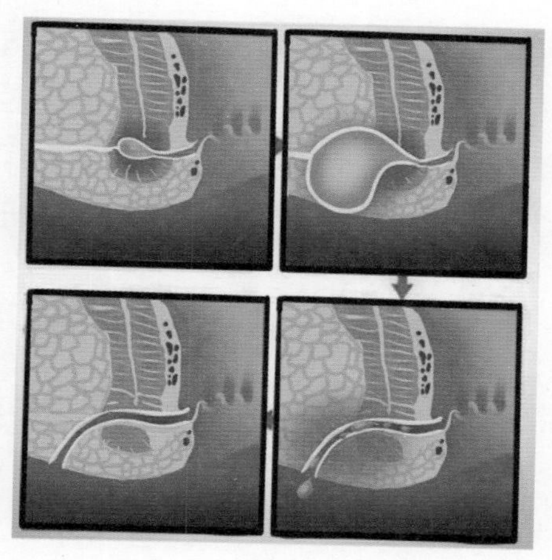

图 4–2 肛瘘形成

西医认为肛瘘是由于肛门直肠周围脓肿破溃流脓后形成的疾病（图 4–2）。西医对于肛瘘形成原因大致分为几类。

（1）肛窦感染，这是目前公认的形成肛瘘的最主要原因，大多数肛瘘皆是由感染所引起。肛窦炎是肛门瓣、肛窦及肛门腺内发生的急、慢性炎症性疾病。其临床主要表现为肛周不适感，肛周潮湿、瘙痒，甚至分泌物流出、疼痛等。

它是一种潜在性的感染病灶。肛窦炎导致肛腺管开口充血水肿，使肛腺内的分泌物排出不畅，从而引起感染扩散。

（2）肛门部的其他手术、外伤、灌肠、肛门镜检查等，若不注意保护肛门直肠，导致肛门直肠损伤，细菌借此侵入伤口引起感染，随着时间的推移，久而久之形成肛瘘。但此类肛瘘的内口往往在损伤的部位，与肛窦无关。

（3）此外糖尿病、白血病等全身性疾病，克罗恩病、溃疡性结直肠炎、直肠癌等局部疾病，肛周皮肤感染等，或长期腹泻，便秘等，都可引起肛窦感染继而导致肛瘘的发生。因此若患有以上疾病者，应当积极治疗基础疾病，以免诱发其他疾病。

第三节　不痛、不痒、不流脓的肛瘘，可以不管它吗？

肛瘘本身就是一种肛肠常见多发性疾病，但是患有此病的患者一定不能疏忽大意，甚至认为只要不痛、不痒、不流脓，就不需要处理。其实这种想法是错误的，很多时候无症状的肛瘘反而是治疗的最佳时机。若肛瘘长期不治，可能错过治疗的好时机，还会诱发各种各样的并发症，从而造成严重的后果，更有甚者危及生命，因此当遇到这种疾病时，一定要引起重视，及时就医，避免并发症的产生。

首先若肛瘘长期不治时，可反复出现严重的瘙痒感、疼痛、流脓等不适感；其次会有瘘管、瘘口增加，不仅使病情变得复杂，病程缠绵，同时也加大了治疗难度。还可以因肛瘘的反复发作，造成肛门直肠周围的组织长期受到感染和刺激，导致结缔组织大量增生、变硬，从而对肛门括约肌造成一定的损伤，使其失去原有的弹性，影响肛门括约肌的功能，造成对稀便无法完全控制，形成了不完全性肛门失禁。或由于炎症的长期刺激致使瘢痕挛缩，肛门、直肠腔道变得狭窄，久而久之，会导致大便变细，大便排出困难等，严重者甚至会诱发腹部胀痛、恶心呕吐等不适。临床行专科检查时，会触及肛管直肠壁上有明显的瘢痕。

最重要的是，久置不顾的肛瘘是有癌变可能的。

第四节　只喝奶的宝宝也会有肛周脓肿？

肛周脓肿是肛肠科的常见疾病，本病多发生于青壮年，且男性多于女性。近年来，新生儿发生肛周脓肿的病例也不少见，且男婴多于女婴。这主要在于人体肛腺的发育和功能受到人体分泌的性激素调节，性激素水平的高低又直接影响肛腺的增生与萎缩，而在性激素中又以雄激素的影响最大，新生儿、婴幼儿及青壮年男性体内的雄性激素水平普遍较高，因此容易发生肛腺感染，从而导致肛周脓肿的发生。婴幼儿的肛腺比较简单，大部分呈管状分支走行。肛腺的主要功能是分泌少许黏液，经肛腺导管排至肛隐窝内，起免疫及润滑肛管的作用。肛腺分泌受人体激素及神经组织的支配。在新生儿时期，新生儿体内的雄激素由母体而来，并在一个阶段内呈现较高水平，因而使得新生儿肛腺特别发达。当致病菌数量过多或侵袭力较强导致肛腺感染时，肛腺分泌的黏液排泄通道受阻，从而导致致病菌大量繁殖，再加上患者自身抵抗力下降，就形成了肛周脓肿。

此外，婴幼儿发生肛周脓肿与机体的免疫功能不全有一定的联系。研究表明，体内性激素的差异能够影响疾病的患病率、治疗和预后。低浓度的雌激素能够增强机体的免疫功能，而雄激素和高浓度的雌激素均能抑制机体的免疫功能。当机体免疫功能下降时，便会导致肛周脓肿的发生。

另外，宝宝因为母乳喂养不当，消化功能不够完善，很容易引发消化系统相关的疾病，如便秘、腹泻等。在正常情况下，肛腺分泌的黏液多分布于肛隐窝附近，当小儿腹泻时，会使肛隐窝附近的局部黏液被冲洗干净，从而增加了肛周脓肿的发生率。只喝奶的宝宝，多少存在喂养不均衡的问题，而合理的母乳喂养，能避免婴幼儿腹泻的发生，在一定程度上能减少婴幼儿肛周脓肿的发生率。此外长期便秘也会导致肛周脓肿的产生，婴幼儿的皮肤黏膜非常娇嫩，防御能力差，很容易被干结的大便或纸巾擦伤，从而造成肛门周围皮肤破损，诱发肛周感染，最终形成肛周脓肿。

总而言之，肛周脓肿是婴幼儿期较为常见的肛门疾病，它的发生与机体免疫功能低下、一过性男性雄激素水平升高、便秘、腹泻等因素相关。

第五节 得了肛瘘一定要做手术吗？为什么有的肛瘘无法一次治愈？

肛瘘是不可能靠人体的免疫力而自愈的，必须通过手术才能治愈，并且越早手术治疗，疗效越好。如果肛瘘不积极进行手术治疗，长期带瘘生活，是存在许多危害的，久而久之有癌变的风险。因此，一旦确诊为肛瘘，必须前往正规医院行手术治疗。

临床上绝大部分肛瘘患者可以通过手术达到一次性根治的目的，但是也有小部分患者，一次手术后不能痊愈，还要做第二次、第三次甚至多次手术才能痊愈。为何有的肛瘘是无法一次性根治的呢？这其中存在着方方面面的原因：肛瘘的分类就有单纯与复杂、低位与高位之分；部分复杂性肛瘘是需要分次手术，如管道多达 3 个以上者，临床上手术采取虚实挂线通常不超过三处，所以在处理主要管道后会残留次要管道择期手术治疗，主要目的在于充分地保护肛门功能。

就肛瘘手术本身而言十分复杂，尤其是高位复杂性肛瘘，有时因各种原因需行多次手术才能痊愈。在肛瘘手术中，首先正确找到并正确处理原发内口，是肛瘘手术成功的重中之重；其次，在剥离瘘管组织时，未能彻底清除肛腺旁的原发病灶及相邻的肛窦，亦或是隐藏的瘘管、支管未能及时找出，以及术后专科换药时引流纱条放置不到位，导致内口愈合速度慢于外口，从而发生假性愈合；以上都是导致肛瘘不能一次性痊愈的原因。

第六节　怎样预防肛周脓肿和肛瘘?

中医认为肛周脓肿的发生与气血的关系密切，气血壅滞不通是肛周脓肿的基本病机，发病的病因有虚实之分。实证大多因为嗜酒成瘾，喜欢吃油腻香甜、味道浓郁的食物，湿浊不化而产生，或者是因为痔、肛裂感染诱发，起病非常迅速，一般表现为肛周红肿凸起，灼热疼痛，红肿区域与周围正常皮肤区别明显，容易形成脓液且容易溃破，破溃后脓液稠厚，这种一般属于阳证、热证。虚证大多因为肺、脾、肾亏虚，湿热乘虚下注而形成的，发病比较缓慢，病程较长，局部的表现为漫肿平塌，皮肤的颜色基本不变，脓肿处皮温如常，也无明显疼痛，难以腐烂成脓和破溃，即便破溃后脓液也是清稀的，长时间难以愈合，这样的情况多属阴证、寒证。而肛周脓肿多是肛瘘的前期，肛周脓肿长时间没有得到有效控制，脓液或者炎症沿着阻力最小的路径延伸，从而形成括约肌间脓肿及瘘管，进而形成肛瘘。那么该如何预防肛周脓肿和肛瘘呢?

（1）建立良好的膳食习惯：因肛周脓肿及肛瘘的发生

多与湿热有关，对于辛辣、油炙煎炒、肥腻、酒等刺激性的食物，容易内生湿热所以不宜多吃，应多吃清淡含丰富维生素的食物，如绿豆、萝卜、冬瓜等新鲜蔬菜水果，对经久不愈的肛周脓肿多为虚证，饮食上多吃含蛋白质类食品，如瘦肉、牛肉、蘑菇等。同时注意饮食干净卫生，防止发生肠炎、腹泻等。

（2）注意肛门清洁卫生，条件允许的话，养成每日便后清洗肛门的习惯。锻炼身体，增强免疫力。

（3）保持大便通畅，防止便秘，对于预防肛周脓肿和肛瘘有重要的意义，因为大便干燥容易擦伤肛窦，再加上细菌很容易诱发感染。适当的运动，以强化肠道的蠕动功能，保持每天顺利排便。多吃玉米、豆类、番薯、芹菜等能增大粪便体积和软化大便的食物，粗粮和膳食纤维也是不可缺少的食物。

（4）积极预防和治疗痢疾、肛裂、肛窦炎、肛腺炎、肛乳头炎、肠炎、肠结核、克罗恩病、溃疡性结肠炎、痔等肛门直肠疾病。

（5）肛门会阴部的损伤要及时处理。

（6）如肛门部位出现坠胀、灼热刺痛、分泌物等症状时，要早期治疗。

（7）不要在草地、湿地久坐，肛门部受凉受湿，都会导致抵抗力降低，容易引发感染。

第七节 “磨人精”——肛裂，是如何形成的？

如果说生孩子的痛只有女性才能体会到，那么，有一种痛，男女都会因为它而刻骨铭心。这种尴尬的痛，叫做肛裂。的确，很多患者表示肛裂的痛“非比寻常”，因为它有一个显著的特点就是疼痛呈周期性，周而复始，无限循环。

肛裂是什么呢？肛裂是发生于肛管皮肤的全层纵行裂开并形成感染性溃疡的疾病。简单来讲，肛裂就是肛门部有裂口（小溃疡）。临床上的主要特点是肛门部的周期性疼痛、出血、便秘，肛裂一般位于肛管的前后正中线上，绝大多数肛裂在后正中线上，侧方出现肛裂极少。肛裂的发病率占肛肠类疾病的第二位，仅次于痔疮，好发年龄为 20 ~ 40 岁的青壮年，且男性多于女性。

中医认为，长期饮食不节，肆意饮酒，食用过多肥甘厚腻的食物。导致身体内生燥热，从而导致阴液耗伤，身体水液不足，大便干结，上厕所时用力排便，导致肛门裂伤疼痛便血；或者平素一直血虚，血虚则精亏生燥，肠道失于濡润从而导致大便燥结，排便时损伤肛门，而阴血亏虚会导致肌肉生长缓慢，裂口长时间难以愈合。“气为血之帅，气行则血行，气滞则血瘀”热结肠燥，气机阻滞无法正常运行，气滞导致血瘀阻于肛门，从而使肛门紧缩，排便后刺痛明显。其他如异物、分娩、使用助排剂不当等也可导致肛门损伤形成肛裂。

局部感染也是慢性肛裂形成的主要因素。感染一般多原发于肛窦，也可原发于肛周的皮肤。粪便产生的氨与汗水中的氢离子可以对肛周的皮肤产生强力的刺激作用，从而导致炎症的发生。慢性炎症会引起肛管皮肤弹性降低，脆性增加，而导致肛管更容易损伤。

另外，由于先天畸形、外伤或者手术造成肛管狭窄，干硬的大便通过时容易造成肛管皮肤撕裂损伤，细菌侵入感染后形成溃疡，时间久了就会形成肛裂。肛内括约肌张力高，可造成肛管静息压明显增高，如此时肛门的舒展性不够，当干硬的粪便通过时，也会产生裂口。同时肛内括约肌受到粪便残渣和肠液刺激，发生痉挛，就会导致剧烈疼痛。

第八节　肛裂需要做手术吗？如何缓解肛裂的疼痛？

肛裂是否一定要手术治疗呢？

肛裂的治疗原则是以软化大便，保持大便通畅，止痛，解除括约肌痉挛，阻止恶性循环，促进溃疡愈合为目的。区别不同病变而合理施治。急性早期肛裂可采用保守治疗，如软化大便，局部用药等。Ⅱ期、Ⅲ期或慢性陈旧性肛裂伴狭窄者应考虑手术治疗。那么肛裂疼痛该如何缓解呢？

第一，治疗便秘：便秘容易造成肛裂反复发作，平时要养成定时排便的好习惯，多吃蔬菜水果，多喝水，让大便不干燥，保持通畅。必要的时候，可以口服一些治疗便秘的药物，例如生血通便颗粒（图 4–3）等。

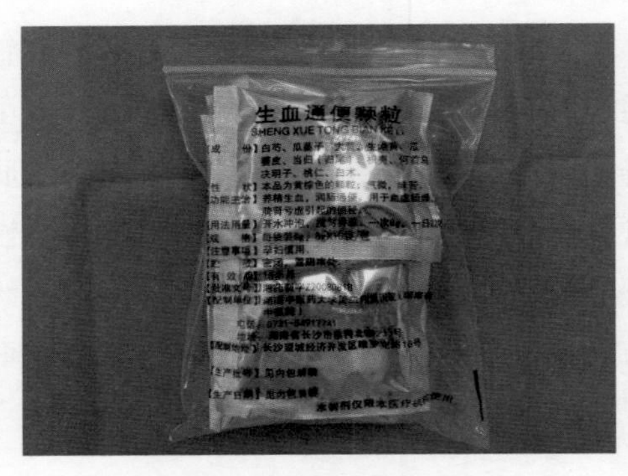

图 4–3　生血通便颗粒

第二，千万不要憋大便：肛裂发作的时候，很多人害怕疼痛，从而强忍便意不去排便。其实这样是不对的，这样只会让大便越来越干燥，排便更加困难，肛裂会变得更严重。所以，有了便意，一定要及时去排便。

第三，药物坐浴：坐浴是治疗肛裂、缓解疼痛的好办法，可以选用复方芩柏颗粒等。便前坐浴可以使肛门括约肌松弛，从而可以减轻粪便对裂口的刺激；便后坐浴不仅可以清洗肛门，保持肛门局部的清洁，还可以促进血液循环、消肿、止痛，缓解肛门括约肌痉挛，促进创面愈合。每次大便后，都可以坐浴 5 ~ 10 分钟。

第四，外用软膏，涂在肛门处，每天 1 ~ 3 次以减轻症状，促进溃疡的愈合。如硼贝九华膏（图 4–4）外用涂抹至肛门处，可清热凉血、止血生肌。

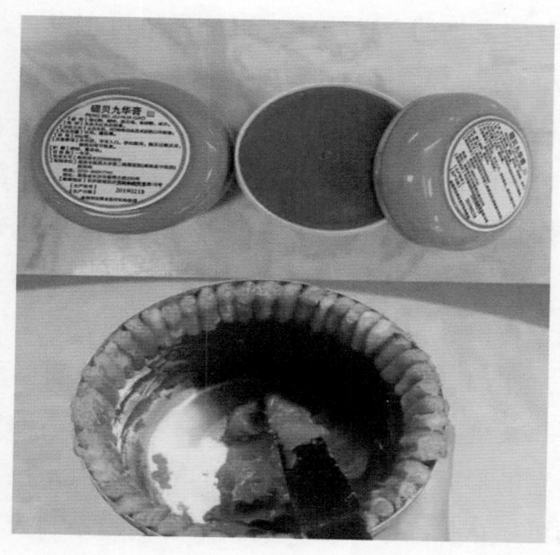

图 4–4　硼贝九华膏

第九节　什么是肛乳头肥大？会癌变吗？该如何治疗？

肛乳头位于肛门瓣下方的三角形黄白色乳头突起，是人体的一个正常组织，胚胎的残余，平常很小，但当发生感染增生时，就可增大形成肛乳头肥大。肛乳头肥大是一种位于齿线处的肛门常见的良性疾病，可单发也可多发，是肛肠科较为常见却不被广大民众所熟知的疾病。

现代医学认为本病的病因多数是由肛管处感染、外伤或刺激所致的慢性炎症刺激肛乳头所致，如肠道炎症刺激、粪团干结擦伤、痔疮或肛裂反复发炎刺激等。中医将其称为“悬珠痔”，描述为生于肛内，悬于肛外，色如粉珠，顶大蒂小，状似悬珠的“痔”，认为此病的发生多是由于饮食不节制，过度食用油腻辛辣刺激食物，如肥肉、海鲜、酒类、油炸食品等致使湿热内生，正气不足，邪气内乘，浊气下注肛肠而成。它的形态、大小不一，小的如米粒大，色灰白或乳白，大的可如花生大小，色粉红，带有细长蒂，头端大，脱出肛门外，此时称为肛乳头瘤或肛乳头纤维瘤。

常见的表现有排便不尽感、肛门潮湿、瘙痒、肛内坠胀不适、肛门异物感；严重者大便时肥大的肛乳头瘤可脱出肛门外，需要用手送回肛内，并伴有肛门疼痛不适。

但凡带有一个“瘤”字的疾病，人们都会担心其是否会有恶变的可能性，那这不起眼的肛乳头瘤会癌变吗？目前专家认为肛乳头肥大（肛乳头瘤）绝大多数是不会癌变的。虽然此病癌变概率很低，但是当肛乳头肥大（肛乳头瘤）反复脱出肛门外，炎症严重，就会增加其癌变的概率。所以肛门内这不起眼的肛乳头肥大也是不容忽视的。

那如果发现自己得了肛乳头肥大需要怎么治疗呢？当肛乳头很小，没有任何症状，并且没有合并其他肛肠科疾病时，可以被视为正常结构，不用特殊处理。而当肛乳头增生明显，且伴随有明显不适或合并其他肛肠科疾病时，则需予以相应治疗。因为药物治疗周期长且效果有限，所以手术是治疗本病的首选方案，也可以说是最佳方案。大部分患者因为担心甚至惧怕术后伤口疼痛及影响大便的排出，所以拒绝手术，但其实单纯的肛乳头肥大切除手术结束后患者是不会有疼痛的感觉，而且也不影响排便。

第五章
便秘的防治

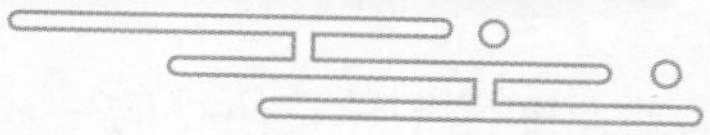

第一节　为什么粑粑总是拉不出来?

相信大家在日常生活中不时会遇到粑粑（大便）拉不出来的情况，拉的时候特别费力，甚至于“吃奶的力气”都用上了，但粑粑还是顽固地缩在肚子里不出来。这就是常说的便秘。在医学上，便秘即每周大便少于3次，解出的时候很困难，解出的大便干硬。

导致人体便秘的原因有很多，而且绝大多数时候，并不是单个原因导致的便秘，是多种因素共同作用影响下，使得大便难以解出。

肠道的蠕动速度慢是导致便秘的一种重要原因，尤其是中老年人，随着年龄的增长，胃肠道的平滑肌会退化，肠蠕动频率降低，肠道中的水分相对减少，粪便干燥导致大便秘结。如果你经常久坐不动，属于能躺着绝不坐着，能坐着绝不站着的懒人一族，吃再多的蔬菜水果也无济于事。所以平时多运动，促进肠道蠕动，减缓器官退化，才能更好地缓解便秘的情况。

由于各种各样的原因，没有养成良好的排便习惯，常常忽视正常的便意，久而久之，致使排便反射受到抑制而引起便秘。

食物的总量摄入过少，没有满足人体的正常需求，人体的器官，包括肠道的蠕动都会变慢，所以也容易出现便秘的情况。

肛门肌肉过度收缩，有些老年人肛门周围肌肉紧张收缩，很难产生便意，使粪便长时间滞留肠道内引起便秘。

药物因素，一些人患心脑血管疾病，需要长期服用药物治疗，而一些抗高血压药物可引起便秘。

便秘还与精神心理因素有关，如果过于紧张或者焦虑、情绪过于低落、抑郁等都有可能增加便秘的概率，这是因为神经调节功能紊乱的缘故，一些慢性病如甲状腺功能低下、神经衰弱等可出现便秘症状。

如果上述问题都不存在的话，那就要留意一下是否有肠道疾病的原因导致便秘，如直肠前突、直肠内脱垂、会阴下降、盆底失弛缓综合征等，都会导致不同程度的便秘，这些情况单靠饮食、运动、药物调节等是很难解决根本问题的。如果是老年人，还有可能是一些全身性的疾病引起的，如糖尿病、尿毒症、帕金森病，均需及时治疗。

第二节　便秘有些什么治疗手段?

治疗便秘以缓解症状、恢复正常的肠道动力和排便功能为目的。

医师会给予个体化的综合治疗，包括生活方式的调整、药物治疗和手术治疗。其中生活方式的调整主要包括膳食结构的调整、正确排便习惯的建立和精神心理状态的调整；药物治疗包括泻药、促动力药、促分泌药、灌肠药、栓剂等；当以上方式都无效，且症状没有缓解，严重影响患者生活质量时，可选择手术治疗，但该方法比较少用。

一、一般治疗：主要指生活方式的调整

（1）合理的饮食。膳食纤维的补充是功能型便秘的首选治疗方法，能改变粪便性状、促进肠道蠕动从而使粪便容易排出。富含纤维的水果主要包括树莓、梨、带皮的苹果、香蕉、橘子和草莓等；富含纤维的蔬菜有豌豆、西蓝花、萝卜、甜玉米等。同时，还建议食用粗粮，如麦麸、藜麦、燕麦、糙米、全麦面包等。推荐每日摄入 25 ~ 35 g 膳食纤维，且应在几周内缓慢增加，如果突然摄入较多，可能导致腹胀和嗳气。

（2）多饮水。每日饮水量 1.5 ~ 2 L，能增加粪便中的含水量，使粪便松软，更容易排出（图 5–1）。

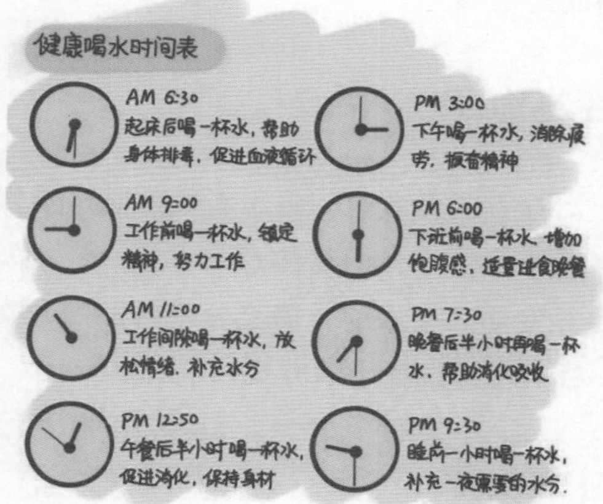

图 5-1　健康喝水

（3）适量运动。运动可以帮助增加肠道肌肉的活动，对于卧床、运动量少的老年患者益处更大。

（4）建立良好的排便习惯。每日定时排便，如清晨或餐后 2 小时，不要抑制便意，且排便时保持注意力集中，减少外界因素干扰。

（5）保持心情愉悦。减轻生活及工作上的压力。

二、药物治疗

因个体差异大，用药不存在绝对的最好、最快、最有效，除常用非处方药外，应在医师指导下充分结合个人情况选择最合适的药物。

三、手术治疗

当以上治疗方式无效时，且患者的症状严重影响工作生活时，可考虑手术治疗，但需注意手术有一定复发率，并可能产生相关并发症。手术前，需充分了解肛门和直肠异常的严重程度，针对性地选择手术方式。

四、中医治疗

中医治疗包括药物治疗和非药物治疗。药物治疗会由中医医师辨证论治开具相应处方；非药物治疗包括针灸治疗和腹部按摩，治疗范围是以脐为轴心，顺时针方向按摩，力量、速度宜轻慢，每日早晚各 1 次。

五、其他治疗

生物反馈疗法：通过医疗设备让患者直观感知排便时盆底肌的功能状态，体会在排便时如何放松盆底肌，对盆底肌紊乱型便秘有改善效果。

六、预后

便秘的预后与患者生活习惯是否改善、是否存在病理生理的改变等密切相关。通常来说，出口梗阻型便秘治疗效果好，而慢传输型疗效稍差。此外，心理障碍、长期使用刺激性泻药会影响预后，老年人群尤其合并急性心肌梗死、脑血管等疾病时，如过分用力排便可能导致不良的后果。

第三节　孕妇便秘怎么办？小朋友便秘怎么办？

一、孕妇便秘怎么办？

近年来，由于人们饮食方式及生活习惯的改变，便秘的发病率一直呈上升的趋势。孕妇因怀孕后胃酸分泌减少，导致肠道平滑肌张力降低，伴随运动量减少、心理压力大，比普通人更容易发生便秘。有研究指出，28 ~ 36 孕周肛肠疾病的发病率最高，由于这个时期妊娠妇女身体变化巨大，包括血容量增加、激素改变，都能使妊娠妇女身体负担进一步加重。

而中医学认为妊娠期便秘属于“便秘”“燥结”“大便难”等病证范畴，妊娠期女性脏腑阴血下注于冲任二脉，用以养胎，故而多存在阴血不足之候，若孕期饮食失当，多食温热之品，进而耗伤阴液，或饮食结构不佳则造成水谷精微化生不足，气血无以滋养，故而易成气阴两虚之候，气虚无力推动肠道蠕动，阴血亏虚无以润肠，均可导致妊娠期便秘的发生。

由此看来，孕妇多摄入膳食纤维、多喝水、定时排便、适当运动同样是必不可少的。由于多数孕妇易产生焦虑、忧郁等情绪，肠蠕动属于抑制状态。所以，保持愉快的心情很重要，可适当听听音乐，冥想调整呼吸，或者找至亲倾诉，释放压力，都能使心情重归愉悦。对于药物的使用更应该遵循医师的建议。

二、小朋友便秘怎么办?

小儿便秘是儿科的常见病之一，由于小儿特殊的体质，中医认为引起小儿便秘的最常见原因是饮食喂养不当或者其他疾病影响脾胃正常的运化功能导致脾失健运、气机运行不畅，从而使大肠传导失常，导致便秘。防治小儿便秘，可以从以下几个方面来注意：

中医外治法包括小儿推拿、刮痧、穴位贴敷、耳穴等疗法都是通过对穴位的刺激或是局部对药物的吸收来达到通便的目的，尤其是推拿及贴敷疗法安全无痛，操作简便，小朋友的依从性高，且疗效好，在临床已得到广泛应用。

同时还可以服用益生菌，调整肠道菌落的组成，抑制有害菌，从而保持肠道的健康，以增强抵抗力。同时也可外用开塞露来应急通便，开塞露是由甘油、山梨醇等组成的，对宝宝的肠道产生刺激作用，可达到通便的效果。

同样，预防小儿便秘，仍然要注意多食用富含纤维素的水果、鼓励小朋友喝水及适当运动、养成良好的排便习惯等细节，从而不再形成便秘的困扰。

第四节　老年人长期便秘有什么危害?

一、老年人容易便秘的原因

便秘是老年人最常见的胃肠道疾病，有报道指出，60 岁以上的老年人便秘患病率可达 40%。

首先，老年人的肠蠕动频率较年轻时降低，尤其是因为疾病长期卧床及久坐不动的老年人，运动减少，体力活动少，使肠蠕动减慢，腹肌和直肠肌肉萎缩，最终造成排便无力；老年人口渴感觉下降，摄入水量减少，水摄入不足，肠内水分减少，导致大便干结难以排出。

其次是因为随着年龄的增长，老年人器质性疾病发病率增加，如肠道肿瘤，可导致排便习惯的改变；还有其他全身性疾病，包括慢性肾病、糖尿病性神经病变、甲状腺功能亢进症等，都可以通过自主改变胃肠道的结构和功能的完整性而造成便秘。

同时，老年人常合并心血管疾病、肿瘤及失眠等慢性疾病，需要长期服用例如抗胆碱能药物、阿片类镇痛药、非甾体类抗炎药（NSAIDs）等药物，这些药物可诱发或加重老年人便秘。最后，有研究发现长期焦虑可抑制排便反射，在我国，老年焦虑患者的便秘发生率可达50.82%。

二、老年人长期便秘的危害

老年人习惯性便秘，尤其是顽固性的便秘，给老年人的日常生活造成困难，容易影响食欲、导致心情烦躁、易疲劳，甚至严重失眠。而有些老年人由于知识匮乏，多次长期服用刺激性泻药，破坏肠肌间神经丛，并可致结肠黑变病。顽固性便秘是由于肠壁神经感受细胞的应激性降低，即使肠内有足够粪便，也不能产生正常蠕动及排便反射，从而导致顽固性便秘后期使泻药难以发挥作用，只能依靠灌肠排便，一定程度上加重了老年人内心痛苦。便秘还可使老年人其他病情更加严重，如由于过分用力排便，引起血压急剧升高，心肌耗氧量增加，导致心肌供血不足及脑血管压力升高；下蹲位后腹压增高，增加了回心血量及减少了肺活量，减少了氧的摄入，从而诱发严重的心肌缺血缺氧，导致心绞痛、休克，甚至会因为便秘严重导致猝死。此外，长期便秘还有可能增加老年人患结肠恶性肿瘤的风险。有研究证明，老年人便秘与衰弱密切相关，所以需要密切关注老年人便秘，以减

慢老年人衰弱。

从以上的分析可以得出，长期便秘会对老年人的生理功能产生危害，从而引发一些生理疾病，最终导致老年人的身体机能下降，免疫力下降，带来许多严重的后果和危害，需要引起重视。

第五节　生活中如何预防便秘？

一、养成定时排便的习惯

首先，要确定一个适合自己的排便时间（最好是早晨），那时候不管有无便意，或能不能排出，都要按时蹲厕，排便时一定要精神集中，保证不看书、不玩手机，马桶最好是坐式的，可将脚放在小板凳上以矫正肛门直肠交界处的角。这样长期坚持，就会形成定时排便的条件反射，大大降低了便秘的风险。当有大便便意的时候一定要及时去解，不要憋着忍着，长期憋大便，是形成便秘的重要原因之一。

二、调整饮食

在调整饮食结构上，平时应多吃些含纤维素多的食物，如粗制面粉、糙米、玉米、芹菜、韭菜、菠菜和水果等，以增加膳食纤维，刺激和促进肠道蠕动。同时，坚果类如芝麻和核桃仁有润肠作用，也可适当多吃一点。也要少吃煎炒、酒类及辛辣刺激、寒凉生冷之物，可多吃维生素B类的食物。当然，也可以选择吃有软化大便功用的水果，如苹果、香蕉、胡萝卜、柑橘等。另外，可用中药同米煮粥来预防便秘，如红薯粥，可促进消化液分泌，以维持胃肠道正常蠕动。

三、适当多饮水

每天早晨空腹时最好能饮一杯温开水、蜂蜜水，或者淡盐水，普通人应该保证每天喝1500 mL的水，孕妇可每日饮水量可达到2500 mL，以增加肠道蠕动，促进排便，一定不要等到口渴时才喝。

四、适当参加体育运动

应适当地参加体育运动，年轻人可选择如慢跑、游泳、爬山等有氧运动，有条件的可配合无氧运动，增强心肺功能，并可以塑形增肌。工作生活中避免久站久坐；老年人和孕妇特别是要进行腹肌锻炼，以便增强腹部肌肉的力量和促进肠蠕动，提高排便能力。对于因病长期卧床的老年人，家人可给其做腹部按摩，使其双膝弯曲，脚心落床使腹部放松，用右手掌顺时针方向揉上腹，揉下腹，揉摩30 ~ 60

次。也可用右手掌由右下腹向上推至与肚脐平行，再横推过肚脐到左边向下到耻骨边（即升结肠—横结肠—降结肠—乙状结肠），推 30 ~ 60 次 。但此法不适用于肠内肿瘤、急腹症、急性心衰患者。

五、保持乐观的情绪

精神紧张、焦虑等不良情绪可导致或加重便秘，这是神经调节功能紊乱的缘故。因此，经常保持心情愉快，遇事沉着冷静，乐观积极，不要动辄生气上火；保证充足的睡眠时间，尽量不因为娱乐活动而熬夜，这样才能将你的身体从各方面都得到保护。当环境变化时也可引起便秘，这时候需要自备水果和通便药物，以避免便秘的发生。

六、必要时可进行药物治疗

排便困难时可使用药物帮助排便。可口服石蜡油、麻仁润肠丸、牛黄解毒片、乳果糖等，也可使用开塞露。中气不足的老年便秘者可适当服用补中益气丸。但需注意的是，经常便秘不宜长期使用药物导泻，以免形成依赖性，从而使肠蠕动的功能退化，加重便秘。

第六节 通便药物有哪些？该如何选择？可以长期吃吗？

在大多数人眼中都认为便秘是一件很简单的事情，便秘就去药店买点药就好了，殊不知，通便的药有很多，有些药物是不适合长期服用的。那通便的药物该如何选择呢？

根据不同的作用机制，目前临床上常用的通便药物可划分为以下几类：

一、容积性泻剂

此类药物不被肠壁吸收，通过滞留粪便中水分，来增加粪便含水量和粪便体积，扩张肠道容积，从而刺激肠蠕动起到通便作用。常见的痔疮、肛裂、便秘型肠易激综合征等疾病所导致的便秘，适合选用此类药物。此类药物不能增强结肠张力，所以不适于肠道运动迟缓的患者。但必须要注意的是，在服用溶剂性通便药物的过程中，一定要保持水分的摄入，以免肠梗阻的发生。

二、接触性泻剂

又称“刺激性”泻药，它是通过与肠黏膜直接接触，刺激肠神经系统，增强肠道动力并刺激肠道液体分泌从而达到排便的目的，其主要作用于大肠，对小肠吸收功能等无影响。

三、渗透性泻剂

通过口服此类药物，在肠道内形成高渗状态，加强水分的吸收，保持肠道湿润，从而促进排便。此类药物主要适合于老年人、孕产妇、儿童及术后便秘的患者。但是长期大剂量的使用该药物，会引起肠道的水、电解质紊乱，如高钾血症、高钠血症等，并且可能出现便秘与腹泻交替发生。

四、润滑性泻药

该类药物具有润滑肠道、软化大便的功效能帮助患者轻松排便，防止用力过度。痔疮、肛裂、肛瘘等手术后，或有高血压病史及长期卧床的患者适合选用此类药物。但是其长期使用会影响脂溶性维生素及钙、磷的吸收，故不宜长期使用，且直肠被开塞露频繁刺激后，敏感度会降低，进一步加重便秘。

五、促动力药物

此类药物作用于肠神经末梢，释放运动性神经递质、拮抗抑制性神经递质或直接作用于平滑肌，从不同的环节增加肠道动力，达到治疗便秘的效果。在排除肠梗阻的情况下，肠动力不足患者如慢行传输型便秘可以使用此类药物。

六、微生态制剂

此类药物含有益生菌，对患者便秘及腹胀有一定的作用，可作为辅助治疗调节肠道菌群。

七、中药汤剂或中成药制剂

作为中华传统优秀文化的瑰宝，便秘的治疗一定少不了中药方剂。中医治病讲究辨证论治，根据不同的症状予以不同的方剂。

上述药物除常用非处方药外，应在医师指导下充分结合个人情况选择最合适的药物。特殊人群便秘的药物治疗如下。老年人：首选容积性和渗透性泻药，严重便秘可短期应用“刺激性”泻药。妊娠期：渗透性的安全性比较好，避免使用蒽醌类和蓖麻油等刺激性药物。儿童：可选用开塞露或生理盐水灌肠，以及小麦纤维素、渗透性泻药等，安全有效。中药治病需经过中医师的仔细辨证，而后才可施治。

那么可以长期使用通便药物吗？答案是否定的。因为长期服用治疗便秘的药物，很容易产生依赖性，甚至还有可能会加重所出现的症状，并且每一种药物都可能有不良反应存在。

出现便秘的症状后，需及时就医，明确原因，在医师的指导下针对性治疗，同时患者还需注意饮食均衡，适当的运动，多喝水，多吃一些富含膳食纤维的水果蔬菜等。

第七节　如何正确使用开塞露？开塞露可以长期使用吗？

在门诊中常有这样的情景：患者前来就诊，说是便秘很久了，自己已经用过开塞露，可大便还是解不出来。医师问：开塞露通便效果还可以，怎么用的？患者答：就是打开挤进去，但没效果。开塞露是治疗功能性便秘的常用方法，但有很多患者使用后反映效果不佳，增加开塞露用量后效果还是不明显。这就涉及开塞露的使用方法问题。

便秘的患者，尤其是时间较长，容易发生粪便嵌塞。在这种情况下，使用开塞露，就需要注意方法，应用得当，能起到软化粪便，润滑肠壁，刺激肠蠕动促进排便的作用。反之则收效甚微。

开塞露的使用步骤为：第一步：开塞露是用甘油或山梨醇制成，装在塑胶容器内。使用时将封口端剪去，先挤出少许液体润滑开口处；第二步：取左侧卧位，放松情绪，放松肛门肌肉；第三步：患者家属将开塞露的前端轻轻插入肛门后将药液全部挤入直肠内，嘱患者保留 5 ~ 10 分钟后排便。

这一点很关键，临床有很多用了开塞露依旧没能缓解便秘的病例，一般情况下，就是挤入药液后，不知道需要保留一会儿，而急于解便，直接导致开塞露导便失败。

开塞露治标不治本，缓急可用，长期则不宜。开塞露一般根据其成分可以分为两类，一类以甘油为主要成分，另一类是甘露醇、硫酸镁制剂。两种都可以软化大便，刺激肠壁，反射性地引起排便反应。开塞露助泻的主要原理是利用甘油或山梨醇的高浓度高渗作用，让更多的水分渗入肠腔，软化大便，刺激肠壁，反射性地引起排便反应。同时，甘油本身能起到一定的润滑作用。

第六章

脱肛、肛门失禁与肛门息肉

第一节　什么才是脱肛？

“肛内肿物脱出”是肛肠疾病的常见字眼，很多患者因此前来就医。但除了发病率较高的痔疮会有“肿物脱出肛外”表现，另一个疾病“脱肛”亦有此症状。常有人将“脱肛”和“痔疮”混为一谈，误以为脱肛就是痔疮严重的表现。其实，这两者完全属于不同的疾病。

痔疮脱出的痔块充血而肿大，呈单个或环状的花瓣样，痔核之间有些凹陷，有正常的黏膜，排便时易发生出血。脱肛（图 6–1）属于直肠黏膜脱出，呈圆环状、圆锥状或放射状纵形沟纹，颜色呈色淡白或淡红；触摸柔软或有厚度感，便后能回纳，后期肛门会松弛，反复擦试有出血，同时还可

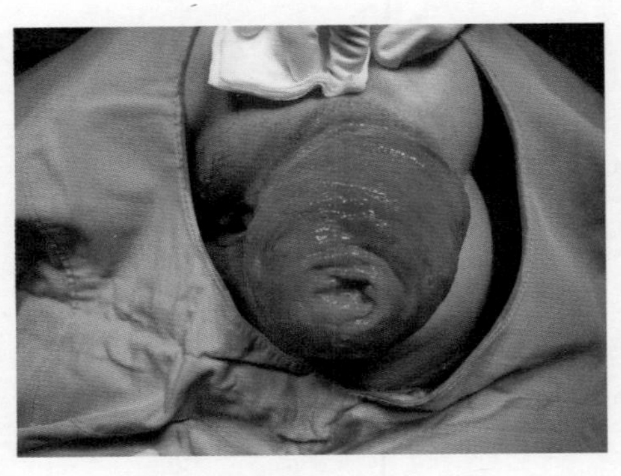

图 6–1　脱 肛

伴有肛周潮湿、肛门坠胀、脱出物嵌顿坏死等。

脱肛的特点有哪些呢?

（1）脱出：这是脱肛（直肠脱垂）的主要表现。早期排便时部分直肠黏膜脱出肛外，便后可自行复位；随着疾病的进展、加重，直肠黏膜全层及部分乙状结肠可脱出肛外，甚至咳嗽、负重、远行、下蹲均易脱出，且脱出后不易复位，需要用手推回或卧床休息后，方能复位。

（2）出血：一般无出血症状，偶尔大便干燥时，擦伤黏膜有滴血，粪便带血或手纸拭擦时有血，但出血量较少。

（3）肛门潮湿、瘙痒：部分患者由于频发脱肛，肛门括约肌松弛，收缩无力，常有黏液自肛内溢出，以致肛门皮肤潮湿感。或因其脱出，没有及时复位，直肠黏膜充血、水肿或糜烂，黏液刺激肛周皮肤而引起瘙痒。

（4）坠胀：黏膜下脱较重可引起直肠黏膜套叠，压迫肛门部，产生坠胀，严重者可有腹部或下腹部钝痛，其痛多向下肢放射，可引起尿频。

（5）嵌顿：直肠脱垂于肛外未能及时复位，局部静脉长时间回流受阻，导致黏膜水肿、充血、嵌顿，黏膜从粉红色逐渐变成暗红色、黑色，逐渐糜烂、坏死。

第二节　为什么会脱肛？脱肛好发于哪些人？

一、脱肛产生的原因

中医学认为本病的发生与肺、脾、肾功能失调有直接的关系。各种原因导致的肺、脾、肾虚损均可引发本病。小儿多因先天不足，形体未充，发育不全，随便秘、腹泻而发。也有因脏腑本虚、复感外邪，或饮食不节，内盛湿热，下注大肠而发者。老人脏气不实，妇女产育过多，久泻、久痢、酒食伤脾等，致脾陷气虚，肾气不足，固摄无力，大肠外脱等。

西医学认为本病与解剖、盆底、腹内压增加等息息相关。解剖学因素：婴幼儿骶骨未发育形成前曲，直肠、肛管处于一条直线上。成年人肛管直肠角变形，直肠呈垂直状承受腹部压力，随着时间的推移，直肠出现下移。简而言之就是人体的正常生理结构发生改变。盆底组织因素：幼儿发育不良、营养不良患者、消瘦患者和老年多产女性出现的盆底肌肉松弛、薄弱无力。手术损伤阴部神经导致盆底肌肉萎缩，丧失生理功能，均可导致脏器下移。腹内压增加：慢性腹泻、便秘、前列腺增生、慢性咳嗽和多次分娩等。

二、脱肛的好发人群

（1）婴幼儿盆底结构发育不完善，盆底浅，对直肠的固定力量弱，加之婴幼儿的直肠前陷凹腹膜返折较低，直肠纤维鞘与盆筋膜的融合尚未完全形成，会阴和盆内器官也尚未发育完善。生理结构的不够完善导致脱肛，加之宝宝啼哭时，腹部压力增加，增加脱肛发生概率。宝宝肠道脆弱导致的腹泻、便秘也增加了脱肛发生的概率。

（2）国家施行计划生育政策之前，我国女性大部分都生育过至少 2 个孩子。怀孕时，子宫增大，盆底结构发生改变，腹压增加，导致盆底位置下移，骨盆肌肉松弛薄弱。每一次怀孕、生产都可能对盆底肌造成一次损伤。因为对盆底机能康复的重视不够，不少女性产后不久就进行重体力劳动，更增加了脱肛的发病率。

（3）老年人因为随着年龄的增长，肛门肌肉松弛，加之老年人肠道蠕动减慢，导致便秘，在用力解大便时导致脱肛。

第三节　脱肛该怎么治疗？

治疗脱肛（直肠脱垂）的方法分为保守治疗和手术治疗。儿童直肠脱垂多为部分性脱垂，随着小儿的生长发育，通常在5岁前可自愈，故以非手术治疗为主。成人完全性直肠脱垂自愈的可能性非常小，以手术治疗为主。成人早期直肠脱垂可自行缩回至肛门内，随着病情的逐步发展，脱出的肿块需用手帮助回纳。病程较久的病例如治疗不及时可发生绞窄和坏死。如果脱出的肠管发生嵌顿甚至坏死，手术的难度和风险将会大大增加。因此，成人直肠脱垂患者应尽早手术。

长沙马王堆汉墓出土的《五十二病方》中就有记载治疗脱肛的方法，曰："倒悬其人，以寒水溅其心腹，入矣"。《疮疡心得集·辨脱肛痔漏论》云："治脱肛之证，不越乎升举、固摄、益气三法"，指出益气、升提、固脱是中医治疗直肠脱垂根本大法。

一、保守治疗

（一）内治法

脾虚气陷证：便时肛内有物脱出，轻重不一，色淡红，伴有肛门坠胀大便带血，神疲乏力，食欲不振，甚有头晕耳鸣，腰膝酸软。舌淡，苔薄白，脉弱。可用补中益气汤加减以补气升清，升举固脱。

湿热下注证：肛内肿物脱出，色紫黯或深红，甚则表面部分溃破，糜烂，肛门坠痛，肛内指检有灼热感。舌红，苔黄腻。可用止痛如神汤加减，或者复方芩柏颗粒冲泡口服。

（二）外治法

（1）针灸：《灵枢·经脉》中云："陷下者灸之。"针灸治疗具有温通经络、升阳举陷、调节脏腑气血阴阳等功效。针灸治疗脱肛以局部取穴结合循经取穴为主。在肛门局部取穴，多用长强穴，长强是治疗肛肠疾病的重要穴位，具有调和气血、通调督脉、益气升阳的功用。循经取穴，以督脉和足太阳经脉为主。

（2）中药熏洗法：可借助药力和热力，通过皮肤、黏膜作用于肌体，促使腠理疏通、脉络调和、气血流畅，从而达到预防和治疗疾病的目的。

二、手术治疗

手术的主要目的是纠正脱垂的直肠，恢复正常解剖结构，改善排便功能，避免复发。经会阴手术：肛门环缩术、经肛直肠黏膜缩缝术、经会阴直肠乙状结肠切除术、经会阴直肠黏膜剥除肌层折叠术及肛门吻合器直肠切除术。经腹手术：直肠悬吊固定术、乙状结肠切除术、腹腔镜下直肠固定术。

第四节 什么是肛门失禁？该如何治疗？

肛门失禁又称为大便失禁，是指机体对直肠内液态和固态内容物及气体的蓄控能力丧失，导致大便次数增多，是排便功能紊乱的一种症状，由多种原因引起。此病虽不直接威胁生命，但往往造成身体和精神上的痛苦，严重干扰正常生活和工作。

一、引起肛门失禁的原因有哪些？

（1）神经障碍和损伤（神经源性）：如中风、惊吓之后，都可出现暂时性大便失禁；若胸、腰、骶椎断压迫损伤脊髓或脊神经，可造成截瘫，而引起肛门失禁；此外，直肠靠近肛门处黏膜切除后、直肠壁内感觉神经缺损、智力发育不全等均可造成肛门失禁。

（2）肌肉功能障碍和受损（肌源性）：肛门的收缩和排便功能是受神经支配内外括约肌和肛提肌来维持的。这些肌肉松弛，张力降低，或被切断，都会引起肛门失禁。若直肠脱垂、痔疮、息肉脱出引起的肌肉松弛、张力降低也会引起肛门失禁；老年人患有某些疾病也可引起肌肉萎缩性肛门失禁；肛门直肠脓肿、肛瘘、直肠癌等手术切断或切除括约肌也可引起肛门失禁。

（3）手术或外伤（医源性）：由于手术损伤和分娩时外阴撕裂引起的括约肌局部缺陷。

（4）先天性疾病：高位锁肛、发育不全婴儿，因先天性肛门括约肌不全而引起肛门失禁。

二、肛门失禁又有哪些临床表现？

可见不同程度的肛门失禁，轻者见肛门感觉性失禁，当粪便较稀时，在排便前不自觉有少量粪便溢出，污染衣裤；再甚者见肛门不完全失禁，便稀时不能控制，出现肛门失禁现象；严重者出现肛门完全失禁，患者完全不能控制排便，排便无固定次数，肠蠕动时，粪便即从肛门排出；甚至于咳嗽、下蹲、行走、睡觉时都可有粪便或肠液流出。

三、该如何进行有效的治疗？

（1）非手术疗法：①治疗结直肠炎症，避免腹泻及便秘，避免服用刺激性食物；②肛管括约肌操练，改善外括约肌耻骨直肠肌、肛提肌收缩能力，增加肛门功能；③S形电刺激常用于神经性肛门失禁。

（2）手术疗法：①肛管括约肌修补术，多用于损伤不久的病例；②括约肌折叠术，适用于括约肌松弛病例；③皮片移植肛管成形术，适用肛管皮肤缺损和黏膜外翻引起肛门失禁者；④括约肌成形术，适用于括约肌完全破坏或先天性无括约肌，以及不能用肛管括约肌修补术治疗者。

第五节　肛门直肠狭窄是怎么回事？该如何治疗？

肛门直肠狭窄指肛门、肛管和直肠由于先天缺陷或后天炎症、损伤等，造成肠径缩小，腔道变窄，粪便通过受阻，排出困难。患者多伴有肛门疼痛、便形细窄、肛门分泌物流出等症状。

一、造成肛门直肠狭窄有哪些原因？

（1）先天畸形：一般认为是由于肛管胚胎发育阶段腔化不全，直肠与肛管之间的肛门直肠膜发育失常，出生后此膜穿通不全或未消失，形成肛门直肠狭窄甚至闭锁，一般称为先天无肛或先天性肛门闭锁。

（2）炎症：如肛周脓肿、溃疡性结直肠炎、克隆病、肠结核、慢性痢疾、结肠结核、复杂性肛瘘等，均可使肛管直肠结缔组织增生肥厚，形成瘢痕，使肠管失去弹性以致管腔变窄。

（3）损伤及手术不当：临床常见的原因一是手术治疗不当，如内痔黏膜切除过多，外痔皮肤切除过多，又如内痔或直肠脱垂硬化剂或坏死剂注射量过大或集中在一个平面，或外痔注射量过多面积过大，或直肠吻合术不当等，均可使肠管形成瘢痕挛缩而狭窄；二是意外损伤，如肛门直肠刀伤，最多见的是高处坠落伤、异物损伤等形成的瘢痕狭窄；三是理化损伤，常见的有烧伤、烫伤、强酸、强碱损伤、放疗等。

（4）肿物压迫：肛门、肛管、直肠的肿物占据或压迫管腔，如肛管直肠肿瘤、直肠巨大息肉等，以及邻近器官肿物压迫，如阴道、子宫肿瘤、前列腺肿瘤、较大的淋巴瘤、平滑肌瘤、骶尾骨前突畸形等都能引起肛管或直肠狭窄。

（5）肌肉痉挛：常见的原因有内括约肌痉挛、耻骨直肠肌痉挛、盆底肌群痉挛等引起的功能性肛管直肠狭窄，又称假性狭窄。若耻骨直肠肌肥厚则可致真性狭窄。

二、如何治疗?

（1）一般治疗：食指能够顺利通过，仅有大便秘结，排便困难，粪便变细，而无严重疼痛的，可先服用通便药物；同时配合中药外洗以软坚散结，软化瘢痕。

（2）扩肛治疗：适用于轻度狭窄，是用手指、肛门镜、直径不同的肛门扩张器扩肛，使肛门逐渐扩大。

（3）手术治疗：若排便极为困难，并有肛门疼痛，检查时食指不能顺利通过肛管直肠，对这种严重的狭窄则应考虑手术治疗。肛门狭窄可用切断部分括约肌、并用手指充分扩张肛门，然后再行移植肛门周围皮肤，修补肛管的扩肛术。直肠狭窄可用挂线法治疗，通过胶线结扎来将黏膜缓慢断开，或用纵切横缝扩张术来扩大直肠内径。

第六节　什么是肠息肉？为什么会长肠息肉？

肠息肉是指肠道黏膜表面隆起性病变。人体的结直肠，如同一个管道结构（图 6–2），而管道内壁本来是很光滑的黏膜，如果有突起的病变产生，管壁上就会出现隆起，称为息肉。大肠息肉在中医方面属于“肠瘤”范畴，大多患者无明显临床表现，常在出现并发症时经检查而被发现。

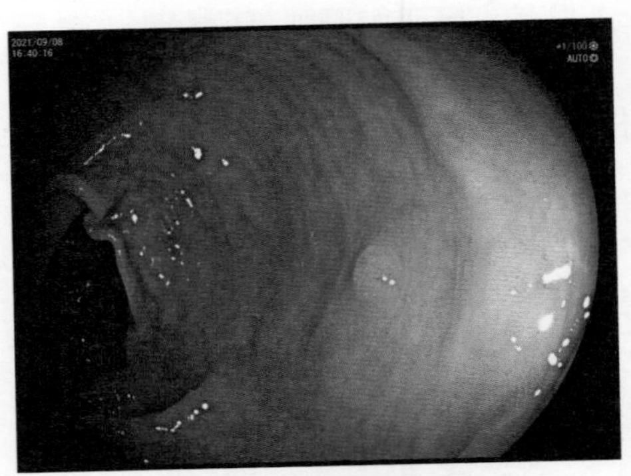

图 6–2　结直肠息肉

一、常见的临床表现有以下几种

（1）肠道刺激症状：主要表现为腹泻或排便次数增多，当继发感染时可表现为黏液脓血便，里急后重感等。

（2）便血：最为常见，多呈鲜红色或暗红色，息肉位置较高如降结肠以上者，可有大便混有鲜血，位置较低者乙状结肠以下，大便表面附有鲜血。或出血量小的患者只有大便隐血试验时才被发现。

（3）脱出：直肠、乙状结肠息肉因位置较低，可于排便时由肛内脱出，长蒂息肉更易如此。

（4）腹痛：较大息肉会影响肠道通畅，造成肠梗阻或肠套叠，出现腹部绞痛等症状。息肉形态根据带蒂情况，分为无蒂、亚蒂有蒂息肉。按照息肉数目可分为单发性息肉、多发性息肉及息肉病。

二、为什么会长肠息肉呢？

肠息肉的发病机制尚未完全清楚，当下多主张认为是后天情绪、饮食、炎症、感染、免疫功能障碍等刺激了体内先天遗传易感因素，从而诱发息肉病变。

（1）体质类型：大肠息肉的发生与脾胃虚弱、湿热内蕴、气血不畅有关，主要体质类型为痰湿质、湿热质和阳虚质，就年龄而言，阳虚质分布以中老年组最为明显；就性别而言，男性患者中以阳虚质、湿热质、痰湿质所占比例较高，女性中以阳虚质、气郁质和湿热质所占比例较高；吸烟患者以气虚质、阴虚质、气郁质发病较高，非吸烟者湿热质发病较高。

（2）饮食习惯：吸烟、饮酒、高脂肪高蛋白、高瘦肉摄入、高腌制食品摄入、少蔬菜摄入、无规律早餐等都是肠息肉发病的危险因素。吸烟人群的结直肠息肉发病率较非吸烟人群高 2 ~ 3 倍。

（3）遗传因素：有相关结直肠疾病家族遗传史者的结直肠息肉发病风险均远高于无家族遗传史者。因此，有结直肠息肉家族史可能是结直肠息肉发生发展的重要危险因素。

（4）代谢相关因素：随着人们生活水平的提高，代谢综合征的发病率呈升高趋势。简单来讲，代谢综合征是一组以肥胖、高血糖、血脂异常及高血压等影响机体健康的临床症候群，代谢综合征和糖尿病是结直肠腺瘤性息肉发生的高危因素，血脂异常已成为息肉公认的独立危险因素，脂肪肝也是肠息肉的独立危险因素。

（5）肠道炎症：长期慢性炎症反应刺激肠道黏膜，可引起黏膜的慢性损伤，导致胃肠道黏膜屏障的破坏，也是导致结直肠息肉发生发展的危险因素之一。

肠息肉作为消化系统常见的病变，呈现发病普遍化、年轻化、易复发、难预防的趋势。诊断、治疗和预防方面主要依赖于结肠镜检查。日常生活中，如果能对结直肠疾病相关危险因素做到良好的预防和控制，对于疾病发展及改善患者预后均有积极的作用。

第七节 发现肠息肉一定要切吗？切了之后要注意什么？

多数大肠癌都是由肠息肉（图 6–3）恶变而来的。但不是所有的息肉都会癌变。虽说肠息肉不一定会癌变，但基本上只要发现肠息肉，医师一般都会建议患者切除，这是为什么呢？因为在肠镜检查发现息肉后，光靠肉眼观察是无法确定这些息肉是良性还是恶性的，需要切下来进行病理检查，才能最终确认。一旦发现患有肠息肉，多应予以切除，根据息肉的大小、部位、数目、有无癌变等情况，治疗的方法各有不同，内镜下切除是首选方法。而对于幼年性息肉，一般无须治疗，常会逐渐缩小而自动脱落。

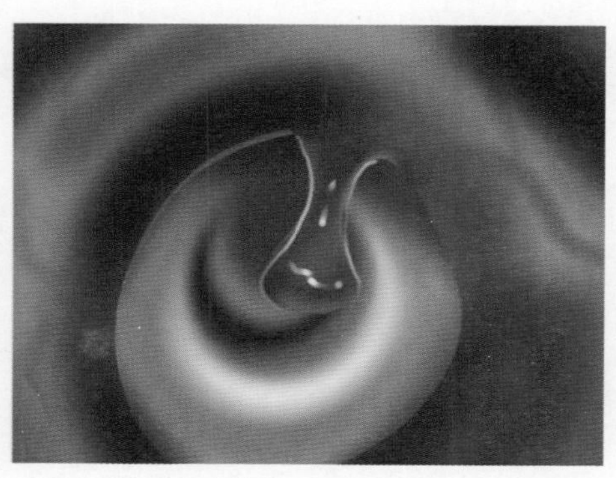

图 6–3 肠息肉

那么，肠息肉切除之后又有哪些注意事项呢?

一、休息与活动

（1）内镜治疗后当天应卧床休息，若息肉过大，建议延长卧床休息时间为 3 天，电凝电灼切除息肉后，卧床有利于黏膜创面修复，防止出血、避免穿孔等并发症的发生。

（2）切除息肉后 1 ~ 3 天若较长时间卧床休息，要注意起床后不要急于下地，要先在床边坐上片刻，无头晕不适再下地，再站立一会儿，无头晕反应再去厕所，如厕后慢慢起立，站稳，无头晕再回床休息。以防发生起立性昏厥，跌倒。

（3）息肉治疗后，要注意劳逸结合，在半个月内宜避免进行剧烈运动、提举重物等，以防止息肉创面出血等并发症发生。

二、饮食方面

建议切除息肉当天禁食，之后进流食或少渣饮食 1 周。具体根据息肉大小，遵医师指导。

三、排便习惯

大便时要注意顺其自然，不要努挣排便。以防擦伤息肉创面，引发出血。

四、配合药物

息肉治疗后，可酌情服用一些抗感染、止血、生肌药物。

五、自我病情观察

患者应注意是否有便血、黑便、腹痛、发热等情况，以免发生肠道穿孔的情况。少量的便血则为正常情况，大量便血及腹痛应及时就医。

六、应关注切除息肉的病理性质

一般病理报告在切除息肉五天内即可获知。根据病理性质，由医师告知下次复查肠镜的时间。

七、保持稳定情绪

应尽量避免精神激动，保持心情愉快，以积极乐观的态度配合各项治疗和护理，以便尽快康复。

第八节 肠息肉会遗传吗？肠息肉会癌变吗？

肠息肉是一种遗传易感性疾病，该病有一定遗传倾向。有研究表明，肠息肉的形成与基因突变和遗传因素关系密切，突变基因通常是由父母遗传给子女，遗传概率男女平等。父母或直系亲属患肠息肉，本人患病概率也会明显增加，但并不是一定会遗传。有家族性腺瘤性息肉病、遗传性色素沉着消化道息肉病综合征等家族史的人群患大肠息肉的风险均远远高于无家族史者。

肠息肉可能会癌变，肠息肉与肠癌的关系密切，尤其是腺瘤性息肉，肠癌的发生遵循着息肉—腺瘤—癌变的规律，大约有 80% 的结肠癌是由结肠腺瘤转变而来，因此腺瘤性息肉是一种非常重要的肠癌癌前病变。炎症性息肉、增生性息肉、错构瘤性息肉等，一般不会癌变，称为非肿瘤性；腺瘤样息肉容易癌变。目前，人们普遍认为大多数肠癌起源于腺瘤。

一般来说，息肉癌变与否，主要与其病理性质、数量、大小相关，以下几种情况的肠息肉更容易癌变：

（1）短期内生长迅速的息肉往往凶多吉少，应警惕其癌变，尤其是直径大于 2 厘米的息肉，其恶变率更高。

（2）组织学属于腺瘤型的息肉易癌变，属炎症型的则恶变较少。

（3）体积较小、带蒂的息肉，多属于良性，且不易癌变，患者不必紧张害怕。但宽基广蒂的息肉常难平安，容易癌变。

（4）某些有遗传倾向的息肉，如家族性结肠息肉等容易癌变。

（5）多发性息肉癌变的概率比单个息肉癌变概率增加。

（6）年龄的增长、男性性别和更高的体重指数会导致腺瘤性息肉癌变的风险增加。

（7）根据内镜下结直肠息肉的表面黏膜进行分类，可分为光滑、毛糙及分叶三种。在癌变的风险上呈分叶状的息肉明显高于其他类型发生癌变的风险，黏膜呈光滑状的息肉发生早期癌变的风险较低。

（8）肠息肉周围黏膜有白斑样变的，其存在癌变的可能性高，应高度警惕发生癌变的可能。

第九节　肠息肉切除是否越早越好？切除后复查时间如何选择？

若发现肠息肉，一般建议患者尽早切除。近年来，随着人们生活水平的提高，平常都是大鱼大肉，蔬菜吃得比较少，加之频繁熬夜，缺乏运动，这样的饮食结构及生活习惯都是肠癌发生的危险因素，我国每年肠癌的发病率也在逐步增加。当然，肠癌并不是一两天就出现的，它是经过多年的积累，逐步发展而成的，息肉一般经过 5 ~ 10 年的恶变才能转换成恶性，绝大多数肠癌，常由肠息肉进一步发展而来，大肠息肉若不予切除，则此类患者发生大肠癌的概率比一般人提高 7 倍。如果及时切除肠息肉，其大肠癌的发病危险将减少 71%。因此，及时有效的切除肠息肉对降低大肠癌的发病率意义重大，可明显提高患者生存率。

大肠息肉治疗后的复查时间因息肉的病理结果、形态、大小、数目而有所不同，我国指南推荐的随访间隔见表6–1。

表 6–1　大肠息肉随访间隔

初次结肠镜检查结果	结肠镜随访间隔
无息肉	3 ~ 5 年
直肠、乙状结肠增生性小息肉（<10 mm）	2 ~ 3 年
1 ~ 2 个 <10 mm 的管状腺瘤	1 ~ 3 年
3 ~ 10 个管状腺瘤	1 ~ 2 年
>10 个腺瘤	1 年
≥ 1 个，>10 mm 的管状腺瘤	1 ~ 2 年
≥ 1 个绒毛状腺瘤	1 ~ 2 年
腺瘤伴高级别上皮内瘤变	1 ~ 2 年
锯齿状病变 <10 mm，无上皮内瘤变的无蒂锯齿状息肉	2 ~ 3 年
≥ 10 mm 或伴有上皮内瘤变的无蒂锯齿状息肉或传统的锯齿状腺瘤	1 ~ 2 年
锯齿状息肉病综合征	1 年

注：初次结肠镜检查为肠道准备良好、到达回盲部、保证足够退镜时间的高质量结肠镜检查，并完整切除所有病变。若初次结肠镜检查质量较低，可适当缩短随访间隔

切除肠息肉术后复查时间由诸多因素决定，与肠镜检查的质量，息肉的大小、数目，患者的年龄有一定的相关性，所以在临床上，具体的复查时间还是应遵照诊治医师的意见执行。

第十节　肠息肉切除后会复发吗？如何预防肠息肉？

肠息肉切除后有复发的可能。肠息肉是隆起于肠道表面的肿物、腺瘤或肠黏膜的增生肥厚。结直肠息肉尤其是腺瘤性息肉被认为是结直肠癌的癌前病变。因此，需尽早确诊和治疗以有效降低结直肠癌的发病率。随着内镜技术的不断发展，内镜下结直肠息肉切除术已逐渐取代传统外科手术，广泛应用于结直肠息肉的治疗。

虽然内镜下治疗具有操作简单、手术创伤小及切除彻底等优点，但结直肠息肉切除后仍存在较高的复发率。

一、肠息肉切除后复发的高危因素

（1）性别与年龄：有研究表明，男性肠息肉复发率高于女性，男女体内激素水平的差异可能是造成术后复发率差异的主要原因。此外，男女生活方式及饮食方式的差异也有可能是造成复发率差异的原因。患者年龄与肠息肉复发有一定关系，且复发率随着年龄增长而升高。随着年龄增长，肠功能紊乱、便秘及腹泻的发生率越来越高，增加了对肠道的刺激，这可能是高龄患者具有较高复发率的主要原因。

（2）病理类型：与结直肠息肉复发具有一定的相关性，尤其是腺瘤性肠息肉不仅复发率高，而且癌变的可能性也较大。腺瘤性肠息肉复发率大于炎性增生性肠息肉。

（3）息肉大小与数目：多发性肠息肉是导致术后息肉再发的独立危险因素，结直肠息肉直径大小也与复发率正相关。

（4）合并疾病：高血压患者合并吸烟史的复发风险较高。内脏脂肪组织面积、体重指数及腰围的增加亦是腺瘤复发的危险因素。

二、如何预防肠息肉

虽然肠息肉切除后复发率较高，但仍可以从以下几个方面来预防，其中，中医药治疗有着良好的效果。

（1）中医学认为痰湿、湿热体质是肠息肉复发的危险因素。改善患者的体质，可以很大程度上根除息肉。中医药如内治法、中药保留灌肠、雷火灸等疗法均对结肠息肉有效，可降低复发率，减轻症状，治疗效果优于单一微创疗法，弥补了现代医学治疗的不足。

（2）不要吸烟，少喝酒。若人们经常饮酒，长期吸烟，会对消化道产生毒性刺激，增加了细胞突变的概率。

（3）一些刺激性较强的、尤其是辛辣食品应避免食用；同时还要注意食物的质量，不能食用过期的、受到污染的食物，温度较低或温度太高的食物也不宜食用。多食用清淡的食物，应多食用一些富含高纤维素、绿色健康食物。

（4）调整好自己的心态，保持心情舒畅，同时还要调整劳动强度，避免身体过于劳累。

（5）平时应多运动，如跑步、打篮球等，让身体更加健康，还可以排出适量的汗液，这对身体也是有好处的。

（6）养成一个良好的生活习惯，让自己的生活有一定的规律，形成一个良好的生物钟。一些不良的生活习惯如熬夜等，会影响身体健康。

（7）积极治疗其他相关疾病，如炎症性肠病、糖尿病等。

（8）根据医师意见，定期复查肠镜。

（9）在药物治疗和预防肠息肉方面，目前尚无特效西药能够预防和治疗。

第十一节　什么情况需要做肠镜检查?

直肠和乙状结肠是消化道的末端，也是息肉、溃疡、良性或恶性肿瘤的好发部位。直肠腺瘤性息肉也是癌前期病变，家族性多发性息肉病也易发生癌变，炎性肠病也是比较常见的癌变诱因。肠镜检查对于防治及早期发现结直肠肿瘤有着重要意义，那具体什么情况才需要做肠镜检查（图 6–4）呢？

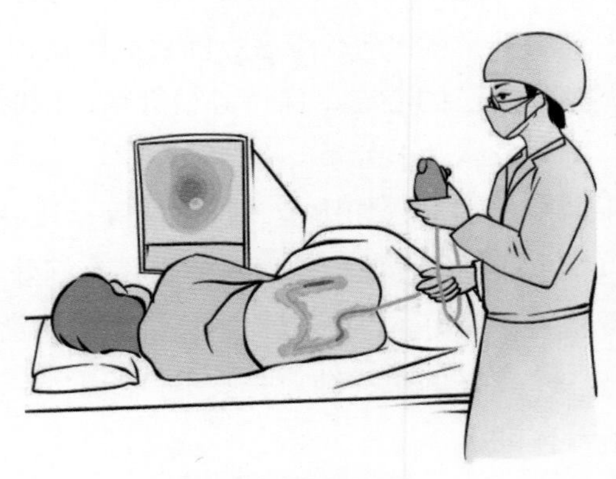

图 6–4　肠镜检查

第一种情况，患者存在消化道症状，比如原因不明的腹痛、腹胀、腹泻、便血、大便形状变细变扁或不成形、大便次数增多或便意频频但如厕无粪便排出、大便干结解不出来、大便中见到果冻样黏液或血样液体等，大便检查提示隐血试验阳性，这些情况下需要明确患者的诊断。

第二种情况，检查对象没有消化道症状，但属于结直肠癌高危人群，例如家族当中有人得过结直肠癌。若检查结果正常，可 3 ~ 5 年复查一次肠镜。

第三种情况，最近 3 个月体重有下降，伴随着偶尔乏力、头晕等贫血症状，但找不到原因者。

第四种情况，患有肠道疾病，例如肠炎、肠息肉、溃疡、肠道肿瘤等。结肠息肉切除后第一年，复查肠镜，若复查肠镜结果正常，往后 3 ~ 5 年复查一次肠镜。炎症性肠病等肠道疾病，数月 ~ 1 年做一次肠镜。

第五种情况，医师怀疑有良性或恶性肠道肿瘤，经过 X 线检查不能确诊者。

第六种情况，钡剂灌肠或肠系检查发现异常，如肠溃疡、肠息肉或肠肿瘤需要进一步明确病变的性质和范围。

第七种情况，肠道肿瘤手术前需要确定肿瘤的类型、病变的范围，以利于决定手术方案；手术后复查及疗效随访，结直肠癌术后患者，每年做一次肠镜。

第八种情况，原因不明的肠道梗阻。

肠镜多久做一次，要以患者的检查结果和检查目的而定。

是不是身体没有感到不舒服就不用做肠镜了？

不是！目前大肠癌呈现高发趋势，对于没有任何症状的成年人，为了预防大肠癌的发生，从 50 岁开始建议每 5 ~ 10 年做一次肠镜检查；对于有高危因素人群，需要在 50 岁以前就开始检查，并且增加检查次数。

第十二节　普通肠镜和无痛肠镜有什么区别?

肠镜检查虽然是诊断大肠疾病最直接和最准确的方法，但它是一种侵入性检查方式，有一定的不适感。这是因为在肠镜检查过程中操作者将适量空气注入肠内，引起被检者有排便排气、腹胀等感觉。

普通肠镜整个检查过程被检者呈清醒状态，多少会有些不适，但能进行语言交流和配合检查。普通肠镜具有并发症少、恢复快等优点。但也有被检者由于疼痛、不适而拒绝该检查；也有被检者因为疼痛从而激发血压升高、心率加快、呼吸不畅等表现，此时会终止检查。

实质是检查前麻醉医师在静脉中注射一种起效快、有效时间短的麻醉药物，使被检者在几秒内进入梦乡，当完成肠镜检查时，麻醉医师会立即停止注射麻醉药物，使得被检者在短时间内苏醒。在整个麻醉过程中，麻醉医师会密切关注被检者的呼吸、血压、血氧饱和度及心率状况。患者醒来后往往会忘记检查中的不适感，感觉自己像喝了点小酒处于微醺状态。

但无痛肠镜也存在以下缺点：

（1）因为无痛肠镜由肠镜医师和麻醉医师共同合作完成，预约时间往往会比较长。

（2）检查费用相对高一些。

（3）因为患者处于麻醉状态，无法进行体位改变，不能更好地配合医师的操作，而且在某些角度较大、操作难度较高的肠管或息肉摘除过程中，患者无法告知疼痛情况，肠道穿孔危险性增加，所以无痛肠镜对操作者的水平有一个较高的要求。

（4）还会有以下并发症：血氧饱和度下降、呼吸抑制或呼吸暂停、心率减慢、血压下降、呕吐、反流和误吸。但这些并发症的发生率不高于 0.1%，可以忽略不计。

并非所有人都适合无痛肠镜检查，有严重呼吸系统疾病、心脑血管疾病、肝功能衰竭及麻药相关过敏史的患者不宜行无痛肠镜检查，孕妇及哺乳期妇女也不建议行无痛肠镜。为了安全起见，肠镜检查前需要先行心电图检查及麻醉评估。检查结束 24 小时内不得驾驶机动车辆、进行机械操作和从事高空作业，以免发生意外，并且需要有家属陪同检查和接送回家。必须等待被检者达到离开医院的条件后，才可离开。

随着人们物质生活的改善和对生活质量要求的提高，在医疗服务中患者对减轻疼痛的要求越来越强烈，不仅是外科手术，还有各种检查和治疗。

尽管肠镜设备的不断发展和肠镜医师技术经验的进步，肠镜检查对患者的不良刺激日益减少，大多数患者都可以在无镇静或镇痛的情况下操作完成，但也有一部分患者难以承受肠镜过程中的不适感，致使其拒绝接受或不配合肠镜检查而延误病情，此时可以选择无痛肠镜，无痛肠镜只要应用得当，可明显减轻患者的痛苦，一般对身体无害。

第七章

肠癌的防治

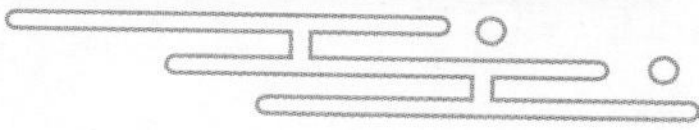

第一节　出现什么症状时，应该警惕结直肠癌？

结直肠癌早期一般没有明确的特征性症状，并且早期症状大多不会严重影响日常生活，因此许多人可能并不在意，或误以为是痔疮，等到症状严重时才去医院就诊，往往已经错失最佳治疗时机，因此早期自我筛查对于防治结直肠癌具有非常重要的意义，在平常生活中如果出现以下几种情况，应当引起重视，及时前往医院就诊。

一、便时出血

这是由于大便与肿瘤摩擦后极易引起出血。如果把肠管比作排垃圾的管道，那么肿瘤就像是管道上的一块污垢，而管道排出的垃圾就是大便，当大量垃圾通过管道时，会对管道上的污垢产生一定的冲击力，并带走部分污垢，即大便摩擦肿瘤流出的血液。肿瘤的血管丰富而脆弱，一旦被质硬的大便摩擦，便容易引起出血，轻者仅表现为偶尔少量出血，重者每次便血量多，并且大便带血的次数也多，可表现为黏液血便或鲜血便。早期肿瘤出血极易与痔疮混淆，很容易错过最佳的诊治时机，因此一旦发现便血，应及时前往医院就诊，完善相关检查后若明确诊断为结直肠癌，便可及早展开治疗。

二、排便习惯和粪便性状的改变

排便习惯和粪便性状的改变是结直肠癌最早出现的症状之一。这是由于肿瘤会不断生长，在此过程中对肠管的刺激越来越强，导致大便次数增多。患者可在短时间内出现无明显诱因的大便次数增多，每日 4 ~ 5 次，甚至多达 10 余次；再者，由于肿瘤组织对大便的挤压，大便的性状也会有所改变，例如大便变细、大便不成形或稀水样便，或是大便上有沟痕，腹泻与便秘交替出现等。

三、腹痛

腹痛也是结直肠癌早期常出现的症状之一，这是由于肿瘤组织出现糜烂、继发感染时，相应肠管出现痉挛所致。常表现为腹部隐痛，不能明确定位，疼痛呈持续性；或仅表现为腹部不适或腹胀。

四、腹部肿块

腹部出现肿块可能是肿瘤本身，也可能是肿瘤与周围组织浸润粘连形成的肿块。肿瘤本身的肿块形态比较规则，轮廓较为清楚；如果是与周围组织浸润结合的肿块，其形态不甚规则。肿块一般质地较硬，可以推动。一般右半结肠癌和消瘦比较明显的患者更容易触及肿块。

五、肠梗阻

其症状主要表现为腹痛、呕吐、腹胀、肛门停止排气、排便。肠梗阻根据病因可分为机械性肠梗阻、动力性肠梗阻、血运性肠梗阻。结直肠癌所致的肠梗阻就属于其中的机械性肠梗阻，也是最常见的梗阻原因，这是由于肿瘤不断生长增大，逐渐堵塞肠管，导致肠腔狭窄，肠腔变小，使肠内容物通过受阻，如果进一步发展，就可能导致肠管完全闭塞，出现肿瘤性的肠梗阻。

六、贫血

肿瘤生长需要大量血液供应，所以随着肿瘤的逐渐增长，患者可出现不同程度的贫血，但不能单从贫血的程度来推断肿瘤的分期及病情的轻重，如部分右侧结肠癌患者往往首先出现不明原因的贫血、乏力、疲劳症状。由于结直肠癌初期便血与痔疮难以区分，且出血量不多，患者往往不会多加在意，但长期便血可引起继发性贫血；随着肿瘤扩散浸润加重，肿瘤表面溃烂出血和毒素吸收，也可导致患者出现贫血、乏力、消瘦等症状。如无其他原因的失血，也没有肠寄生虫病者（尤其是男性），出现进行性缺铁性贫血，也应考虑结直肠癌的可能性。

虽然结直肠癌的发病率逐年上升，在全球所有恶性肿瘤发病率中已上升至第三位，但早期结直肠癌的治疗效果是十分理想的，大部分早期发现的结直肠癌患者可以治愈，术后甚至不需要放、化疗。因此，建议大家定期体检，如果出现上述症状应警惕结直肠癌的可能性，及早前往医院就诊。

第二节　为什么会得结直肠癌？结直肠癌好发于什么人群？

“癌症”在人们心中一直是个神秘而恐怖的存在，长期以来，大家都是“谈癌色变”，经过长达几百年的摸索与研究，人们对它有了一定的了解，也制定了一些应对之策，但即便是医学较为发达的现代社会，人们对它的产生之源还是不甚了解，结直肠癌作为癌症大家族的一员，是怎样产生的呢？哪些人更容易患病呢？在中医学的认识中，肠癌的致病原因复杂，主要与饮食不节、情志失调、湿热内生或素体正气虚弱有关，总属本虚标实，“毒、痰、瘀、虚”合而为病。

一、现代医学研究表明，肠癌的发病主要与以下因素相关

（一）饮食因素

流行病学调查显示，结直肠癌的发生与饮食结构和饮食

偏嗜有较大关系。本病发生与过多摄入动物脂肪呈正相关，而与新鲜蔬菜、水果等富含纤维素及微量元素食物的摄入呈负相关。一方面，高脂高蛋白食物中所含致癌物相比高纤维食物含量更高；另一方面，低纤维的饮食结构可导致便秘，使致癌物在大肠中停留的时间更长，与肠黏膜的接触时间也相对延长，增加了患结直肠癌的风险。这提醒我们，虽然生活质量在不断提高，饮食结构也变得愈加丰富，但在日常生活中仍应该注意膳食纤维的摄取，多吃蔬菜、水果、豆类、奶制品等。

（二）癌前病变

癌症在发生发展过程中包括癌前病变、原位癌及浸润癌三个阶段，癌前病变本身并非恶性，是由良性病变向恶性病变过渡的中间阶段。简单来说，癌前病变是恶性肿瘤发生前的一个特殊阶段，但在某些因素作用下，很容易转变为恶性肿瘤。与结直肠癌相关的癌前病变主要是结直肠腺瘤，腺瘤又分管状腺瘤、绒毛状腺瘤、绒毛状管状腺瘤，其中绒毛状腺瘤与结直肠癌有尤为密切的关系。研究表明，从腺瘤到腺癌，此过程大概要 10 ～ 15 年，其 5 年癌变率为 65%，因此，如果肠镜检查中发现腺瘤样病变，应当及时切除，并每年复查，将结直肠癌扼杀在“摇篮”之中。

（三）炎症性肠病

炎症性肠病是肠道的慢性非特异性炎症性病变，主要包括溃疡性结肠炎和克罗恩病。一旦罹患炎症性肠病，其发生恶性肿瘤的概率比非炎症性肠病患者要高出许多，其中的作用机制尚未阐明，但研究指出可能与炎症及假性息肉癌变有关。

（四）遗传因素

虽然结直肠癌本身并非遗传病，但其遗传易感性与结直肠癌的发生已被证实有明确的关系。在全部结直肠癌病例中，2% ~ 5% 的患者有遗传疾病，例如遗传性非腺瘤性结直肠癌及家族性腺瘤性息肉病。另外，并未患有遗传性疾病，但其直系亲属患有结直肠癌的人群，其患结直肠癌的风险是普通人的 2 倍。因此，若亲属，尤其是直系亲属中检查出患有结直肠癌的，自己也应当行肠镜检查排除患结直肠癌的可能。

（五）其他因素

其他如肠道细菌、胆囊切除术后、某些化学性致癌物质也与结直肠的发生有密切的关系。

二、肠癌的高发人群主要有以下几类

（1）肠道疾病的患者，如肠息肉患者，尤其是腺瘤性息肉，癌变概率较高，需及时在肠镜下切除；血吸虫病患者，血吸虫的虫卵会长期存在于大肠黏膜中，刺激肠黏膜而导致癌变；溃疡性结肠炎患者，由于长期慢性炎症的刺激易发生恶变，尤其是幼年起病、病变范围广、病程较长的患者。

（2）家族肠癌遗传病史、大肠癌家族史，尤其是直系亲属中患有大肠癌者，罹患大肠癌的概率明显增加。

（3）胆囊切除术后的患者，其病理机制尚未完全阐明，目前研究表明可能与次级胆汁酸进入大肠增加有关。

因此，要提高防护意识，平时注意饮食健康，适量运动，进行规律体检，出现相应症状及时就诊，积极治疗原发肠道疾病，降低患肠癌的概率。

第三节　结直肠癌的早期诊断方法有哪些?

目前，治疗晚期结直肠癌的手段相对单一，且治疗效果多不理想，因此早期诊断对于结直肠癌的治疗有着至关重要的作用。早期大肠癌指的是肿瘤局限于结肠黏膜及黏膜下层，手术治疗后的五年生存率可达80% ~ 90%，而中、晚期（肿瘤侵犯肌层及浆膜层）患者术后五年生存率为25% ~ 35%。然而，目前临床上就诊并接受手术治疗的大多结直肠癌患者都已是中晚期，因此，大力提倡早期结直肠癌的诊断是非常有必要的。那么，结直肠的早期诊断方法有哪些呢?

一、症状和体征

如果出现长时间的大便次数增加、大便变细、大便带血、脓液，或是腹痛、腹部不适、腹部出现包块、不明原因的贫血及体重下降等均应引起警惕。临床就诊的多数患者早在 1 年甚至更早之前就有相关的症状出现，但由于发病部位涉及隐私，且早期症状多不会影响日常生活，因而未能引起重视，其实，一旦出现相关临床症状，就应前往医院就诊。若是年龄超过 40 岁者，建议每年规律行体检，有相关症状者应行肠镜检查。

二、专科检查

许多患者最初都是以为得了“痔疮”而前往医院就诊的，在肛肠科医师的“金手指”下，才发现不只是痔疮那么简单，进而通过完善各项检查，最终确诊为结直肠癌。这项检查的专业名称叫做“直肠指诊”，是通过手指直接触摸直肠下段及肛管从而发现肛门疾病的诊查方式。因其操作方法简单、检查准确率高，是肛肠科最常用的方法，在肛肠科检查中占有极其重要的地位。指诊可以了解许多肉眼观察不到的情况，素有“指诊眼”之称。

三、各项辅助检查

（1）大便潜血，又称大便隐血试验。消化道出血的患者一般都会行此项检查，是通过收集患者的大便样本，用化学试剂在显微镜下对样本进行观察分析粪便中有无血红蛋白的方法。消化道癌症早期，有 20% 的患者可出现潜血试验阳性，晚期患者的潜血阳性率可达到 90% 以上，并且可呈持续性阳性，因此粪便潜血检查可作为消化道肿瘤筛选的首选指标，但是这种方式阳性检查结果准确度较低，常需要进行多次检查来提高诊断准确率。大便隐血试验可以用来筛选结直肠癌等消化道恶性肿瘤，及早发现结直肠癌。

（2）肿瘤标志物检测：癌胚抗原、CA20–9 升高等，尤其是连续 3 次以上指标阳性者有较大诊断价值，这项检测主要适应于肿瘤高危人群和有相关症状人群的筛查，并且可用于监测病情进展、判断有无肿瘤转移、手术及化疗的疗效观察。

（3）乙状结肠或纤维结肠镜检查：结肠镜检查不仅能对全结肠疾病进行检查，还能直接治疗癌前病变甚至早期肿瘤，如腺瘤、息肉、局部肿瘤等。肠镜检查是通过用结肠镜的纤维管带摄像头的部位从肛门进入肠道，依次从肛管、直肠、乙状结肠，再向内到结肠、回盲部部位，可以看到整个大肠肠腔内的情况，如果在肠镜下发现肿物可及时取活检行病理学检查来明确诊断。许多人从心理上畏惧肠镜检查，但只要操作到位，不会有太大的痛苦，检查时可能会出现恶心、呕吐现象，检查后也会有一些腹胀，过一段时间会恢复，因此无须担心。检查前需要做肠道准备，也就是“灌肠”，通过使用泻剂，排空肠道，目的是使肠镜视野更清晰，减少误诊、漏诊。

（4）钡剂灌肠：是大肠癌早期筛查方法之一，通过注入造影剂对结肠病变进行观察，了解诊断结肠肿瘤、息肉、炎症、结核、肠梗阻等病变，具有安全性高、极少出现穿孔的优点，但是在肠癌分期诊断方面，钡餐要稍差于内镜检查。

第四节　结直肠癌会遗传吗?

结直肠癌是一种严重威胁人类健康的恶性肿瘤，在中国所有恶性肿瘤中，结直肠癌的发病率已居第 3 位，死亡率居第 5 位，其发病原因至今没有完全明确，现代医学研究表明，高龄、高脂饮食、肥胖、吸烟、家族性息肉病、慢性炎症性肠病等被认为是结直肠癌发病的高危因素，其中遗传因素发挥了重要的作用。很多人会有这样的疑问，既然结直肠癌的发病与遗传有关，是否意味着结直肠癌会遗传呢？

答案是否定的。结直肠癌本身并非一种遗传病，那么为什么说它的发病与遗传因素有关呢？虽然结直肠癌不会直接遗传，但是具有一定的遗传倾向，10% ~ 15% 的肠癌患者有遗传背景，亲属中有肠癌患者的人，其患结直肠癌的风险是普通人的 3 ~ 4 倍。如果一个家庭或家族中有多名成员患癌，首先应该明确其直系家属的患癌情况，比如父母与子女，同胞兄弟姐妹等，如果发现有明确的遗传性，可以进一步建议患者及家属做遗传基因的检测。如果基因检测结果显示没有遗传性的关联，可以再调查一家人的饮食习惯，如果一家人都是爱吃红烧、烧烤、腌制食物，蔬菜摄入少，运动少的话，那么可能是相近的不良饮食与生活习惯导致的肠癌高发。

结直肠癌的发生可能是环境作用的结果、遗传因素作用的结果、环境和遗传相互作用的结果或仅仅是随机作用的结果，但越来越多的研究表明，遗传因素是结直肠癌的高危因素之一，在全部结直肠癌的患者中，有 2% ~ 5% 携带已知的遗传缺陷，例如遗传性非息肉性结直肠癌、家族性腺瘤性息肉病、黑斑息肉综合征、幼年息肉综合征等，上述患者罹患结直肠癌的风险极高。

肠癌不是遗传性疾病，不会直接遗传，但有明显的遗传易感性，也就是说亲属患有结直肠癌的人群，自身患结直肠癌的风险相比普通人更高。因此，如果家属中患有肠癌者，后代要定期体检，做肠镜检查，以便早发现、早诊断、早治疗。

第五节　发现结直肠癌该怎么办？有哪些治疗方法？

一旦临床确诊为结直肠癌，应当立即进行干预和治疗。目前临床上常用的治疗方式主要有三种：手术治疗、药物治疗和放射治疗。一般以手术治疗为主，化学治疗、放射治疗、免疫疗法及中草药为辅的综合治疗方法。经过临床医师的评估，有手术条件的应该及时行手术治疗，早期结直肠癌的手术治疗效果是十分理想的，可以达到临床治愈，暂时没有手术条件的也应当及时行放、化疗，延长生存期，部分经过放、化疗的患者，如果转化效果理想，也有再行手术治疗的机会。

医师通过手术，将癌变的肠段及周围组织和可能发生转移的区域淋巴结完全切除，达到根治的目的，这种手术叫做根治性手术。具体手术方式的选择主要依据癌变发生的位置、是否有转移等因素决定。结肠癌与直肠癌由于肿瘤生长的部位不同，在手术方式的选择上也有一定的区别，但两者的共同点是必须切除癌变肠段和周围系膜及区域淋巴结。对于直肠癌患者，根据肿瘤生长的位置不同，有些患者可能需要行“人工肛门”，即造口术。这是因为在行根治性手术时，原则上必须切除病变组织上下 5 cm 的肠管，也就意味着肿瘤生长在直肠下段 5 cm 以内的患者是无法保留肛门的，需要将切除肠管的上端从腹部拉出，缝合固定在腹壁上，也就是人们常说的“人工肛门”，这种手术方式是临床常用的经腹会阴联合切除术，人工肛门虽然有很多不便之处，需要定时清洗、勤换造口袋等，但它在最大程度上降低了复发的风险，提高了生存年限。对于生长在直肠 5 cm 以上肠段的肿瘤可以行经腹直肠癌切除术，手术方法是切除病变肠段后，将切除肠管的两端重新吻合，肛门的功能得以保留，有时也需要行预防性造口，主要是为了防止术后吻合口感染及吻合口瘘的发生，但术后 6 个月左右一般可以再行造口还纳术，即将拖出的肠段重新放回腹腔内。

除了手术治疗外，在术前、术后及身体条件不允许（如肿瘤多处转移或基础疾病众多等有手术禁忌证）的患者，都可行药物治疗，即化疗。此疗法可使部分患者疼痛减轻，改进全身状况，延长生存期，但这些药物在杀死癌细胞的同时，也会对人体的正常组织产生损害，引起恶心、呕吐等胃肠道反应、白细胞下降、脱发等，因此，在化疗期间，应密切监测白细胞、血小板等的变化。另外，近年来，分子靶向治疗由于其特异性抗肿瘤作用，对正常细胞的毒性作用明显减少，开创了肿瘤化疗的新领域。靶向治疗是在细胞分子水平上，针对已经明确致癌位点的治疗方式，简单来说，就是针对肿瘤细胞的“精准打击”，但也有一定的毒副作用，且价格较为昂贵，不是每个人都适用靶向治疗，使用前需进行基因检测。

放射治疗是利用 X 线或镭等放射性物质直接照射肿瘤生长的部位，以杀灭肿瘤细胞。此疗法多作为手术治疗的辅助疗法，术前放疗主要是为了缩小肿瘤，提高手术切除率；术后放疗主要是为了杀灭残留的癌细胞，降低复发率；对于某些已经有转移或是复发的患者，也可行姑息性放化疗。但放射疗法同样存在着与化疗相似的不良反应。

近年来，中药在结肠癌治疗方面展现出良好的疗效和独特的优势，中草药的多种天然产物具有抗癌活性，如白花蛇舌草、败酱草、苦参、半枝莲、红藤、山豆根等，一些中药或中成药制剂如菊藻丸、天马颗粒剂等在增强治疗效果、防止复发及转移、延长生存期、调节机体免疫功能、防治放化疗的毒副作用、改善患者生活质量等方面均取得了较好的临床疗效。

第六节　如何预防结直肠癌?

随着人们生活水平的不断提高及生活方式的改变，尤其是饮食结构的改变，我国结直肠癌的发病率逐渐上升，已经成为威胁居民生命健康的主要疾病之一。多数结直肠癌发现及确诊时已是中晚期，治疗效果不佳，故结直肠癌的早期发现和尽早预防至关重要。结直肠癌是由环境、生活习惯及遗传因素共同作用引发的复杂疾病，发生的危险因素包括：肥胖、饮食缺乏水果蔬菜、经常食用红肉和加工肉、过量饮酒、吸烟、缺少体育锻炼、炎症性肠病、糖尿病、遗传因素等。

（1）结直肠癌与生活习惯有关，可以通过健康的生活习惯降低患病风险，在日常生活中，可以通过以下几个方面进行预防：

①健康饮食，多增加粗纤维、新鲜蔬果的摄入，摄入的纤维素过少可使粪便量减少，并使粪便通过肠道时间明显延长，这会导致粪便中协同致癌物浓度升高，与结肠黏膜接触的时间明显延长，就可能导致癌变。因此，我们提倡多吃含纤维素多的蔬菜、水果，如菠菜、芹菜、苹果、猕猴桃等，以保持大便通畅，减少食物中的脂肪和动物蛋白的摄入，减少红肉（牛肉、羊肉等）和加工肉类的摄入，避免高脂肪、反复油炸或霉变的食物，可减少其分解产物的致癌物产生及致癌作用，以降低结肠癌发病的潜在危险性。

②戒烟戒酒，避免长期吸烟饮酒对消化道的毒性刺激，吸烟及饮酒都是高致癌因素，吸烟量每增加 10 支 /d，结直肠癌发病风险升高 7.8%。所以对于健康人群或患者，都提倡少吸烟或不吸烟。电子烟对结直肠癌的发生也有一定影响。建议无论普通烟还是电子烟，尽量都不吸。

③合理体育锻炼，肥胖会大大增加患癌风险，运动可有效减少肿瘤的发生，控制体重，避免久坐，减轻体重，建议每天进行60分钟以上的适度运动或30分钟以上的中等强度运动，每星期至少锻炼150钟。

④情志调节，平时应注意要调摄精神，避免情志过激，保持积极乐观向上的情绪状态。从中医角度来讲，情志不遂，则气机郁结，导致气滞血瘀，或气不布津，久则津凝为痰，痰浊互结，渐而成积。情志会影响人体的神经体液系统，情志变化引起神经系统的兴奋性增高或抑制，内分泌系统中某些激素增多或减少，体液平衡紊乱，代谢产物积聚，内环境遭到破坏，从而易形成细胞癌变和发展的病理环境。

⑤适当使用膳食补充剂，如叶酸、钙剂、维生素C、维生素D等。

（2）现有的研究表明阿司匹林可降低结直肠癌的发病风险，但考虑阿司匹林服用会导致胃肠道出血等并发症的风险，所以并不建议作为日常预防使用，对于阿司匹林在结直肠癌预防中的应用需要在专业医师指导下进行。

（3）结直肠癌的发生与遗传因素也有着密不可分的关系，所以除了纠正不良的日常生活习惯，也应关注是否有家族遗传史。家族中若有2个一级亲属确诊结直肠癌，建议每5年行1次电子结肠镜检查，也可行遗传基因筛查；对于既往有结肠腺瘤病史的患者，则建议每1 ~ 3年行电子结肠镜检查。

（4）结直肠癌是一个多阶段多因素影响的漫长演变过程，从癌前病变到癌变一般需要 5 ~ 10 年的时间，这就为结直肠癌的预防提供了绝佳的窗口期。筛查、普查及早诊早治也是预防结直肠癌的有效方法，建议从 40 岁开始重视结直肠癌的筛查，推荐的筛查方法有：粪便隐血检测、肠镜检查、直肠指诊。

第八章 肠炎的防治

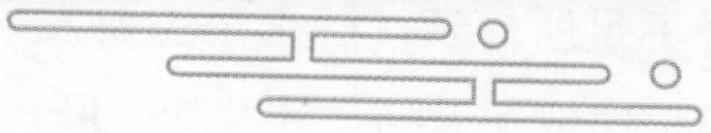

第一节 溃疡性结肠炎是一种什么样的疾病?

溃疡性结肠炎是一种病因不明的结肠慢性炎症性疾病，主要累及结肠、直肠黏膜和黏膜下层，属于炎症性肠病，常见的炎症性肠病还有克罗恩病。溃疡性结肠炎患者的大肠黏膜持续发炎、肿胀、溃疡，通常出现在下段结肠和直肠，该病会随着时间变得越来越重。溃疡性结肠炎有以下三个特点：原因不明、病变范围局限在结直肠、慢性疾病。

中医认为溃疡性结肠炎多因外感时邪、饮食不节、情志内伤、素体脾肾不足所导致，脾虚是主要发病基础，饮食不节是主要发病诱因，病位在大肠，涉及脾、肝、肾、肺等脏。

溃疡性结肠炎各年龄段人群都有可能发病，以 20 ~ 50 岁为多见，但大多数患者集中于 15 ~ 30 岁年龄段，由于此阶段的人群多面临升学、工作、结婚、生育等多项人生大事，生活压力大更易暴发此病。发病在 50 岁左右还会有一个小高峰，男女发病率无明显差别，有炎症性肠病家族史的人群，患病风险更高。除此之外，经常处于紧张焦虑或者抑郁状态及肠道感染等都有可能增加溃疡性结肠炎的风险。

溃疡性结肠炎的临床表现包括持续或者反复发作的腹泻、黏液脓血便，可有腹胀腹痛、里急后重，少数患者还可能有关节痛、肝功能受损、肛周并发症、肠息肉、中毒性巨

结肠等。

溃疡性结肠炎无法治愈，治疗主要在于缓解症状，治疗方式包括药物治疗和手术治疗。具体治疗方式的选择，取决于患者症状的严重程度和症状的类型，需要患者医师共同商议决策，在溃疡性结肠炎的治疗中，中医药也显示出独特的优势，包括口服中药，中药制剂保留灌肠等。

第二节　什么是克罗恩病?

在我国，公务员的录用体检标准中都将患有克罗恩病和溃疡性结肠炎者列为不合格。溃疡性结肠炎和克罗恩病一起被称为“炎症性肠病”，简称 IBD，是世界难治性疾病，其虽然不会像癌症那样容易面临生命危险，但需要终身药物治疗和严格的管理，并且其癌变率也比较高。简单概况其特点就是“慢性疾病，反复发作，难以治愈，终身服药”。

克罗恩病是一种慢性非特异性消化道炎性疾病，多累及消化道任何部位，好发于末端回肠和右半结肠，以及一部分的肠外器官，比如口腔、眼部、皮肤、肝胆等。克罗恩病一般在右下腹发作，发病时，患者会有肠道溃疡的症状，但是肠道溃疡是呈间断跳跃性分布的，并不一定会连续出现，另外，如果整个肠壁已经出现了损伤，那么可能会引起肠壁增厚、肠腔变窄，甚至肠道穿孔等症状。

克罗恩病常表现为腹痛腹泻、便血、胸骨后疼痛、关节疼痛、营养不良、体重下降、发热、腹部肿块、瘘管形成、肛门直肠周围病变、肠梗阻、肠穿孔、癌变等。

在治疗方面，克罗恩病主要采用药物治疗，常用的药物有：氨基水杨酸类药物、免疫抑制剂、皮质类固醇类药、抗生素等，一般通过用药来控制和预防肠道炎症，从而达到控制疾病的目的。如果药物治疗没有效果，或者是患者已经出现炎症的并发症，比如肠梗阻、腹腔脓肿等，此时患者就要进行手术治疗。克罗恩病治疗的难点是难以完全治愈，即使暂时治愈，后期也有复发的风险，如果患病初期就能够及时地接受治疗，能够很好地缓解肠道的炎症并且避免并发症，比如肠梗阻、肠穿孔等。这样，患者的生活质量才会得到保障，也不会影响患者寿命。

第三节　为什么克罗恩病和溃疡性结肠炎被称为“绿色癌症”呢?

（1）由于克罗恩病和溃疡性结肠炎发病率呈逐年升高趋势，较十年前发病率增长 15 倍。

（2）诊治复杂，发病初期容易被患者忽视，极易误诊，病程长，反复发作，用药贵，治愈难度大，迁延不愈，且伴随终生，目前没有特效药或者方法可以完全根治溃疡性结肠炎和克罗恩病。

（3）溃疡性结肠炎和克罗恩病是一个慢性的终身性疾病，虽然不会像癌症那样容易面临生命危险，但需要终身药物治疗和严格的管理。

（4）有癌变倾向，患溃疡性结肠炎和克罗恩患者群发生结直肠癌变的概率要高于正常人，尤其是病程漫长者。

（5）已成为当代医学难题和社会问题，被世界卫生组织列为现代难治性疾病，所以溃疡性结肠炎和克罗恩病被称为“绿色癌症”。

那么克罗恩病与溃疡性结肠炎如何鉴别呢（表 8–1）？

表 8–1　克罗恩病与溃疡性结肠炎的鉴别

项目	溃疡性结肠炎	克罗恩病
症状	脓血便多见	有腹泻但脓血便较少见
病变分布	病变连续	呈节段性
直肠受累	绝大多数受累	少见
肠腔狭窄	少见，中心性	多见，偏心性
内镜表现	溃疡浅，黏膜弥漫性充血水肿，颗粒状，脆性增加	纵行溃疡、卵石样改变，病变间黏膜外观正常（非弥漫性）
活组织检查	固有膜圈层弥漫性炎症、隐窝脓肿、隐窝结构明显异常、杯状细胞减少	裂隙状溃疡、非干酪性肉芽肿、黏膜下层淋巴细胞聚集

第四节　溃疡性结肠炎和克罗恩病的患者，生活中要注意什么？

溃疡性结肠炎和克罗恩病属于慢性疾病，具有难治愈、易复发、终身服药的特点，长期患病对患者的生理、情感、功能状态、社会能力等方面都会产生消极影响，导致患者的生活质量和工作能力降低。而除医疗干预外，积极向上的生活态度、合理的饮食习惯、健康的生活方式也至关重要。那在日常生活中要注意些什么呢？

一、饮食保养

饮食原则：高热量、充足蛋白质、充足维生素、低脂、少渣、少刺激性。少食多餐、限制脂肪摄入、尽量不食产气食品、不吃精致甜食、瘦肉类、乳制品类食物、禁食腌制食物，如腌制咸菜、泡菜、腊肉、腊鱼、梅干菜。戒烟戒酒。

二、合理的体育锻炼

应避免剧烈运动，可进行强度相对较低的体育锻炼，如散步、打太极拳、骑自行车、做韵律操、广场舞等。每周坚持 3 ～ 5 次，每次 15 ～ 30 分钟，这对胃肠道功能有保护作用。

三、压力管理

心情保养，过度的忧愁、悲伤、紧张、恐惧、愤怒都能导致胃肠病的发生，因此要避免负面情绪的产生，放松心情，适当缓解压力，保持乐观的心态，多与人沟通。

四、良好作息

注意生活规律，养成良好的作息，早睡早起不熬夜，睡前可通过泡脚、听音乐、看书等辅助入睡。

五、生活保养

避免受凉，溃疡性结肠炎和克罗恩病患者自身免疫力下降，一旦受凉就会加重病情，因此一定要注意保暖，注意天气变化及时增减衣物，免受寒邪侵袭，即使是夏天再热，也忌食生冷，要保护好腹部，防止肚子受凉，如出现身体不适，及时就医。

六、配合治疗

良好的医患合作可以发挥最大的治疗效果，按时按量规律服药，切勿自行停药或随意更改药物用量，还要及时记录药物不良反应，关注病情变化、体重改变、腹痛次数及频率、程度，排便频率、大便形态、粗细、颜色等，定期复查，及时向医师反馈病情。

七、中医养生保健

中医认为，不同的体质对疾病的易感性不同，可以通过中医药治疗来明显改善患者的体质，扶助正气，以达到长期缓解和减少溃疡性结肠炎及克罗恩病的复发，但需要在专业中医医师指导下进行。脾胃为后天之本，改善体质，患者自身则可从饮食上入手，食疗可以食用薏米、茯苓、南瓜、小米、山药、莲子、桂圆、鲤鱼、大枣等健脾补气类的温补性食物，不宜多吃偏凉或寒性的食物，例如：绿豆、苦瓜等，同时注意饮食规律。在这儿给大家推荐一个食疗方：山药莲子粥：山药 30 g、莲子 10 g、薏米 10 g、大米 50 g，加适量清水，煮粥食用。

第五节 结直肠炎患者该如何治疗和自我护理?

结直肠炎在老百姓口中多指慢性肠炎，慢性肠炎是指由多种原因引起的结直肠炎症性病变，其病因可分为细菌、霉菌、病毒、病虫、原虫等微生物感染，也可因为过敏、神经功能紊乱所致，主要表现为反复发作的腹痛、腹泻、便秘、食欲减退及消化不良，重者可有黏液便或者水样便，病程较长、极易反复，对患者生命健康构成威胁。

要想使慢性肠炎得到恢复，就要讲究“三分治，七分养”，三分治的是“病”，七分养的是“命”。

西医的治疗多注重于对症处理及纠正水、电解质平衡，包括补液、抗感染、止泻等对症处理，西药多须在医师的指导下使用。

中医药治疗本病能凸显出一定的优势，可从其病因病机着手，根据患者具体情况辨证分型治疗是中医的优势。对于慢性肠炎，内服中药治疗以清热利湿，或健脾利湿，或敛疮止血、固肠止泻为主。在外治法上常用按摩、针灸、拔罐、刮痧、灌肠、脐疗等中医特色疗法，如结肠宁灌肠剂（图8-1），将药物直接作用于病变的乙状结肠、直肠，促进结肠黏膜炎症修复，溃疡修复，缓解临床症状。

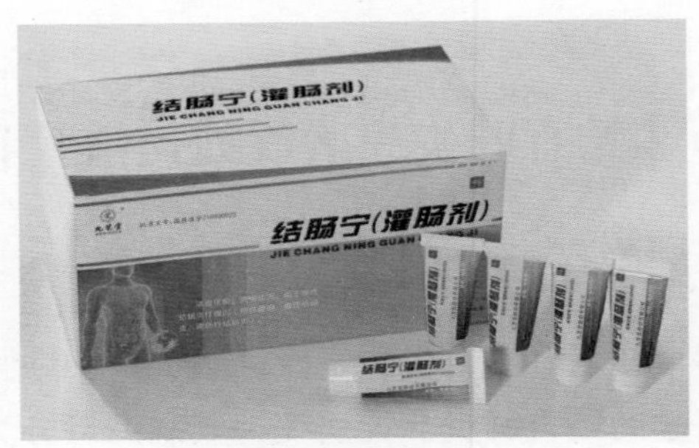

图 8-1　结肠宁灌肠剂

“七分养”，慢性结直肠炎主要通过饮食、功能锻炼进行调理，适度活动，可增强机体免疫力，促进肠道修复。

（1）饮食保养：同样需要少食多餐，不可暴饮暴食，注意低脂、少纤维，少吃产气食物及甜食、注意饮食卫生，主食以精制米面为主，如米粥、豆腐等。肉蛋类可选择瘦肉、鱼肉、鸡肉、鸡蛋、去油的肉汤等。避免食用纤维多的食物。禁食腌制食物，如腌制咸菜。

（2）生活保养：防凉防风、生活规律、适当增加运动。

（3）心情保养：尽量避免负面情绪的产生。

第九章
肛周皮肤性病与大肠肛门其他疾病

第一节　肛门明明没有任何异样，为什么会痒？

肛门瘙痒症有原发性和继发性两种。通俗点讲，继发性肛门瘙痒症就是肛肠其他疾病引起的瘙痒，例如：痔疮、肛乳头肥大、肛瘘、肠炎等。原发性肛门瘙痒症是指肛门周围皮肤仅有瘙痒，无皮肤损害等表现的一种皮肤病。在发病过程中会出现剧烈瘙痒，搔抓，从而引起各种皮肤变化，如抓痕、血痂、皮肤变厚、弹性变差及苔藓样变，日积月累可形成“瘙痒—不良刺激—更瘙痒”的恶性循环。中医将此病称作“痒风”“谷道痒”，现在大多称为“肛痒风”。

肛门瘙痒的原因大致有以下几类：

（1）饮食：某些食品吃了以后会引起肛门瘙痒等不舒服，比如辛辣刺激的火锅、烧烤、小龙虾等，但并不是吃了这些食物就一定会引起此病。

（2）情绪：人处于精神紧张或焦虑不安时，可能无意识地搔抓屁股，觉得肛门瘙痒。肛门瘙痒严重时也会加重焦虑不安，导致睡眠质量差，发生恶性循环。

（3）粪便：食物经过肠道吸收转化成粪便排出体外，粪便中含有化学物质、生物物质等，均可能刺激肛门皮肤引起瘙痒。

（4）药物或某些化学物质：许多药品可以引起肛门瘙痒，如奎尼丁、秋水仙碱。某些动植物化学成分可以诱发肛门瘙痒，如生漆、漆树、毒橡树、某些人造纤维织物、某些海产品，均能引起肛门瘙痒。

（5）解剖及生理因素：肥胖人群的臀沟容易潮湿，局部清洁难以维持，容易肛门瘙痒。肛门括约肌收缩能力降低也会有粪便或者肠液漏出来污染肛周而瘙痒。

（6）外界刺激：长期过度使用肥皂水清洗肛门部、大量出汗难以维持肛门干燥清洁、穿戴不舒适的衣物等都会引起肛门瘙痒。

中医认为引起肛门瘙痒的原因有饮食不节、情志内伤、感受风邪、血虚生风、素体虚弱、六淫侵袭和湿热下注。

肛门瘙痒症的治疗原则是治疗引起肛门瘙痒的相关疾病，祛除病因，避免和减少局部刺激，对于原因不清楚的肛门瘙痒症，一般药物治疗效果不明显，可以考虑局部注射药物或手术治疗。

第二节　什么是肛周湿疹？

肛周湿疹是由多种内外因素引起的肛门周围浅层真皮及表皮的炎症，属于变态反应性皮肤病。肛周湿疹可以发生在任何季节、任何年龄及任何人群。根据患病时间长短不同，而有不同的临床表现。

突然发病主要表现为肛门周围出现片状红斑，并向周围快速扩展，与健康的皮肤分界不清楚，伴剧烈瘙痒难以忍受，瘙痒在夜间会更加严重，除此之外也会见到红色疹子，丘疹中充满了浆液，搔抓后红疹子会破裂浆液流出，有些脓疱搔抓后会有腥臭难闻的气味。如发生皮肤、肛管皲裂或伴有肛门肛周皮肤感染发炎，常有肛门疼痛和排便时疼痛。

如果发病后症状慢慢减轻没有经过医师及时处理，疹子的颜色会变成暗红色，表面结痂，伴像头皮屑一样的白色鳞屑生长。时间更久一些，反反复复发作不愈，肛门周围皮肤会增厚，弹性变小，见暗褐或棕色色素沉着，摸上去也会比正常皮肤硬一些，表面有白色糠秕状脱屑。

肛周湿疹如果不及时治疗，对患者的身心影响较大，如为慢性湿疹，其病程可延绵数月或数年，常可引起失眠、烦躁等神经衰弱症状及腹胀、便秘或腹泻等胃肠功能紊乱症候群等全身症状，因此一经发现就要及时治疗。

当发现自己身上有以上所描述症状时，首先需要调整饮食结构，多吃清淡少辣少油易消化的食物；然后早睡早起不熬夜，养成良好的作息习惯；保持心情愉悦，可以配合适当锻炼，注意劳逸结合释放压力。其次瘙痒的时候不要抓挠，不宜用热水烫及用力摩擦。保持肛门部清洁卫生，忌用肥皂水等碱性物品清洗及有刺激性的药物（碘酒、酒精等）熏洗、坐浴或外敷，否则会越洗越干、越干越痒。贴身衣物尽量选择纯棉制品，确保宽松舒适。最后就是及时就医，在医师的指导下用药才能更快、更有效地治愈。

第三节　肛门尖锐湿疣是什么？该怎么治疗

肛门尖锐湿疣是一种由人类乳头瘤病毒引发，发生在肛门及肛周皮肤的表皮瘤样增生传染病。一方面，当你的身体比较虚弱，特别是对尖锐湿疣病毒的抵抗能力较差时，一旦皮肤擦伤破损流血后接触到尖锐湿疣病毒就容易传染；另一方面，与得了此病的患者进行性交或肛交，或者该患者与自己身体受损皮肤直接接触，或者使用了被接触感染的用具，如被感染的坐便、牙刷、刮胡刀、刮眉笔、褪体毛用具等，也容易造成传染。而此种病毒喜欢生存在温暖潮湿的环境中，所以男女外生殖器是非常容易感染的部位。

中医称作“肛门臊疣”，大多因为湿热邪毒下注皮肤黏膜，蕴久成毒所导致。

那如何不幸患上了肛门尖锐湿疣，有哪些具体表现呢？首先肛门皮肤会出现约小米粒大小的黄白色或淡红色或暗红色或浅灰色颗粒肿物，质地软。随着时间流逝，这些颗粒样肿物会逐渐生长，形状也各不相同，有圆形、梨子形、花菜样、乳头样、鸡冠样等，表面易于糜烂，尤其是与内裤摩擦后易出血，此时还可见到浑浊的液体流出，闻起来比臭豆腐还要“臭气熏天”。肿物个数也不相同，有仅生长一个的，也有生长多个的。生长出来的肿物会围绕肛门，甚至蔓延到会阴、阴囊、阴茎包皮、阴唇和阴道。所以一旦发现肛门周围皮肤出现异样，及时到医院肛肠科就诊。

肛门尖锐湿疣有非常强的传染性，也容易转化为癌症，一旦被医师诊断为此病，应采取根治措施。不要听信偏方及小广告的宣传，不要随便使用一些所谓的先进办法。治疗的具体原则有消除疣体、消灭病毒、提高机体免疫能力，减少复发，正所谓“一经发现，立即处决”。同时应该避免再次接触，保持患处清洁卫生，维持干燥环境，不给尖锐湿疣病毒留下生存空间。虽然肛门尖锐湿疣属于性传播疾病，但不要感到难为情或者难以启齿，一定要去正规医院接受正规治疗。

第四节 屁股漫肿恶臭，结果住进了ICU，坏死性筋膜炎到底是什么病?

肛周坏死性筋膜炎是一种临床上少见的，由多种细菌感染引起的，会阴部、阴囊、肛门周围软组织的大范围、快速坏死性危重病症。其病情凶险，进展迅猛，治疗棘手，可在数小时内出现严重并发症而危及生命。虽然肛周坏死性筋膜炎是一种少见病，其发病凶险，还是要简单了解一下这个疾病有哪些表现。

一、寒战高热

初期表现为会阴、肛门周围及阴囊不舒服或疼痛，随即出现寒战高热、体温可达 39 ℃以上，并且持续不退。

二、肿胀

初期为肛门周围皮肤红肿、疼痛，迅速向周围扩展，以阴囊部快速肿胀为特征，疼痛逐渐减退或消失。

三、血性浆液

随着肿胀的加剧，局部皮肤颜色变为苍白，出现大小不一的散发血疱，或青紫坏死，皮肤及血疱破裂后有大量的血性浆液或脓液不断渗出，并夹有气泡。此时大面积的皮肤变为暗黑色，皮下脂肪、筋膜等软组织呈灰白色，但是肌肉层无影响。由于病变的皮肤、筋膜广泛坏死，皮下神经损伤，血管阻塞，病变处感觉消失，无出血。

四、臭秽

病变处有粪臭味。

第五节 什么是化脓性汗腺炎?

化脓性汗腺炎指发生在肛门周围皮肤内汗腺感染后，在皮内和皮下组织反复发作，广泛蔓延，形成范围较广的慢性炎症、小脓肿、复杂性窦道和瘘管的疾病。一般多见于肛周、会阴部的包皮、阴阜、小阴唇等。20 ~ 40 岁身体肥胖多汗者，易患此病，男多于女。长期不愈合有恶变的可能。在中医又叫“肛周窦道”“串臀瘘”。

中医学认为本病多由于饮食不节制，过度食用油腻辛辣刺激食物，例如：肥肉、海鲜、酒类、油炸食品等致使内郁湿热火毒，致邪毒蕴积皮肤之间，热腐肉烂，化脓成瘘。主要病因有：①感染：细菌侵入汗腺、毛囊及与之相通的管道，迅速繁殖，放出毒素，使管道发炎、水肿、阻塞、化脓，在皮下扩散，形成多个脓肿；②激素：本病是一个雄性激素依赖性疾病，所以一般中年男性发病率高于女性；③遗传：有三分之一的患者，有家族遗传病史；④其他：高血糖、肥胖、脂代谢异常为主要临床表现，这些因素与化脓性汗腺炎的发生具有一定相关性。

本病发病初期，肛门周围皮肤出现与汗腺、毛囊一致的小硬结，色红肿胀，伴有触痛，硬结成脓后，自行破溃可流出糊状臭味的脓性分泌物，并形成窦道和瘘口。若脓液穿破腺管，则炎症向邻近皮内扩散；若继发感染，则向深部蔓延，有发热，头痛、全身不适等症；炎症侵犯肛门括约肌可造成括约肌纤维化，影响肛门功能。化脓性汗腺炎的治疗以手术为主。

第六节　什么是骶尾部藏毛窦？

骶尾部藏毛窦是位于骶尾部皮内的囊肿或慢性窦道，由于腔内藏有毛发，故称为藏毛窦（图 9–1）。临床上比较少见，男性多于女性，多在 20 ~ 30 岁发生。该病以肛门坠胀、疼痛、肛周流脓为特征。近年来，我国此病发病率明显上升，属于中医“尾闾窦道”的范畴。通常主要和首发症状是在骶尾部发生急性脓肿，局部有红、肿、热、痛等急性炎症特点。

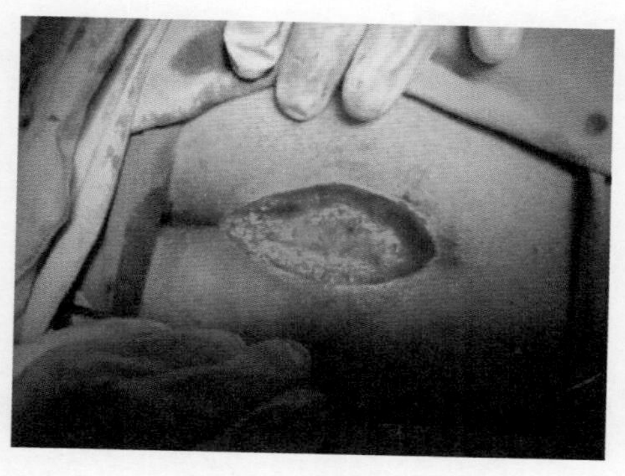

图 9–1　骶尾部藏毛窦

中医学认为，患者平时喜食辛辣刺激食物或者肥甘厚味，形体偏胖，湿热内生，久而化毒，湿毒结合，下注肛门，或骶尾部残余异物，导致局部气血凝滞，蕴蒸化脓，故而肛门肿痛不适或破溃。西医学认为本病多发生在青春期会阴、臀部多毛的男性，其毛发生长和皮脂腺分泌均增加，常有感染、刺激和深部组织有毛陷入等因素存在。所以本病发生的危险因素很多，包括肥胖、久坐、臀沟皮肤的反复创伤或刺激、有家族史和多毛体质等。一旦明确诊断，应行手术根治。

参考文献

[1] 徐燕萍 . 肛门指检在肛肠疾病诊断中的重要性 [J]. 社区医学杂志，2009，（24）：

[2] 康海丽 . 小儿肛周脓肿护理与预防 [J]. 内蒙古中医药，2017，36（1）：170.

[3] 陈凯迪，严建 . 从中西医角度论述辛辣与痔疮发病的关系 [J]. 亚太传统医药，2019，11：204-206.

[4] 仝伟伟，刘静 . 老年痔疮患者的发病原因 [J]. 中国老年学杂志，2020，14：3119-3121.

[5] 迟玉花，赵刚 . 功能性便秘动力学改变与情志因素的相关性 [J]. 世界华人消化杂志，2012，20（18）：1685-1689.

[6] 陈伟，郑雪平 . 肛瘘的中西医病因病机（理）研究概况 [J]. 中医药临床杂志，2018，30（5）：978-981.

[7] 王遂生，朱又春 ."二野煎"治疗肛门周围疾病 [J]. 江苏中医，1991，（7）：7.

[8] 康海丽 . 小儿肛周脓肿护理与预防 [J]. 内蒙古中医药，2017，36（1）：170.

[9] 赵红波，吴晓晶，杨云，等 . 慢性功能性便秘与中医体质类型及相关危险因素的 Logistic 回归分析 [J]. 中医杂志，2017，58（16）：1393-1398.

[10] 张威 . 浙江省 390 例妊娠妇女肛肠疾病的患病现状及其危险因素分析 [J]. 中国妇幼保健，2018，33（06）：1385-1388.

[11] 冯丽娜 . 中西医结合治疗妊娠期孕妇便秘的临床效果分析 [J]. 心理月刊，2018（9）：224-225.

[12] 陈永辉 . 小儿便秘辨治经验 [J]. 中医儿科杂志，2009，5（03）：27-28.

[13] 梁廷君，苏文静，张晓春 . 小儿便秘的中医外治法概况 [J]. 中国

民族民间医药，2019，28（6）：42–44.
[14] Emmanuel A，Mattace–Raso F，Neri MC，et al. Constipation in older people: a consensus statement[J]. Int J Clin Pract，2017，71（1）：e12920 .
[15] GALLEGOS - OROZCO JF，FOXX - ORENSTEIN AE，STERLER SM，et al. Chronic constipation in the elderly[J]. Am J Gastroenterol，2012，107（1）：18-25.
[16] 张蕾，陈长香，曹克勇 . 焦虑与老年人便秘相关性研究 [J]. 中国健康心理学杂志，2008，16（1）：46-47.
[17] 易保全，岳廷，盖兴文 . 老年人便秘的危害及常见的治疗方法 [J]. 中西医结合心血管病电子杂志，2018，6（25）：18–19.
[18] 王秋梅，孙晓红，刘晓红，等 . 老年人便秘与衰弱的相关性 [J]. 中华老年多器官疾病杂志，2021，20（3）：166–170.
[19] 陈秀良 . 老年人便秘的危害分析及护理 [J]. 中国民间疗法，2011，19（9）：71.
[20] 治标不治本开塞露不可长期用 [J]. 中外健康文摘，2009（7）.
[21] 崔焌辉，潘治平，金婧，等 . 长期使用开塞露对排便障碍的影响及可能机制 [J]. 浙江医学，2020，42（11）：1131–1134.
[22] 孙华荣，胡森 . 推拿治疗小儿脱肛 16 例疗效观察及护理 [J]. 中国实用乡村医师杂志，2005（7）：46–47.
[23] 黄欣 . 大肠息肉的临床、病理观察及中医证型规律研究 [D]. 成都中医药大学，2020.
[24] 李妍，杨柳，金铭 . 大肠息肉病中医研究近况 [J]. 山西中医，2021，37（4）：58–60.
[25] 李倩倩，王军，赵越，等 . 结直肠息肉发生相关危险因素的研究现状 [J]. 医学综述，2020，26（16）：3196–3200.
[26] 郁卫洲，王笑秋，季淦 . 结肠镜高频电凝电切治疗结直肠息肉的临床分析 [J]. 江苏医药，2017，43（10）：750–751.
[27] 陈宏达，代敏 . 中国结直肠癌预防和控制的思考 [J]. 中华流行病学杂志，2020，41（10）：1627–1632.

[28] 周超，付翠平 .450 例结肠息肉临床特点及癌变相关因素分析 [J]. 慢性病学杂志，2019，20（12）：1803-1806
[29] 林媛，丁刚玉，王善娟，等 . 结直肠息肉临床病理特征、复发和随访间期探讨 [J]. 上海医学，2019，42（11）：651-656.
[30] 柏愚，杨帆，马丹，等 . 中国早期结直肠癌筛查及内镜诊治指南（2014，北京）[J]. 中华医学杂志，2015，95（28）：2235-2252.
[31] 葛军，华敏，赵冰，等 . 内镜下结直肠息肉切除术后复发的危险因素分析 [J]. 中国内镜杂志，2020，26（08）：20-24.
[32] 钟彩玲，王阿玲，赵喜颖，等 . 结直肠腺瘤性息肉术后复发的中西医治疗进展 [J]. 中国中西医结合消化杂志，2019，27（12）：956-961.
[33] 楼征编著 . 肛肠疾病合理用药 151 问 [M]. 北京：中国医药科技出版社，2009.
[34] 上海市医学会，上海市医学会消化内镜专科分会组编 . 名医讲述内镜下的消化世界 [M]. 上海：上海科学技术出版社，2017.
[35] 张学义，薛凤敏著 . 肛肠 507 问 肛肠疾病与肛肠保健 [M]. 北京：华夏出版社，2008.
[36] 王靖 . 结肠镜在大肠癌早期筛查诊断中临床效果观察 [J]. 中国医疗器械信息，2020，26（18）：151-152.
[37] 杨俊丽，李云霞，张强，等 . 大肠癌早期筛查技术研究进展 [J]. 内蒙古医科大学学报，2020，42（3）：333-336.
[38] 王晓乐，何淼龙，宁方玲，等 . 林奇综合征的基因学、诊断及治疗相关进展 [J]. 中国医药科学，2021，11（7）：56-59.
[39] 陈万青，李霓，兰平，等 . 中国结直肠癌筛查与早诊早治指南（2020，北京）[J]. 中国肿瘤，2021，30（1）：1-28.
[40] 聂红英，张立峰，颜培光 . 承山穴埋线治疗顽固性肛门瘙痒症 [J]. 中国民间疗法，1996（3）：19.
[41] 余求祥，智从从，李辉，石玉迎，贾兰斯，郑丽华 . 亚甲蓝混合激素局部封闭治疗肛门瘙痒症临床观察 [J]. 中日友好医院学报，

2017，31（6）：354–355+358.
[42] 李彩云 . 神经末梢切断术联合中药熏洗治疗原发性肛门瘙痒症的研究 [D]. 江西中医药大学，2019.
[43] 王晏美 . 王晏美谈肛说肠 肛肠专家为你揭秘吃喝拉撒那些事儿 [M]. 2016.